U0121293

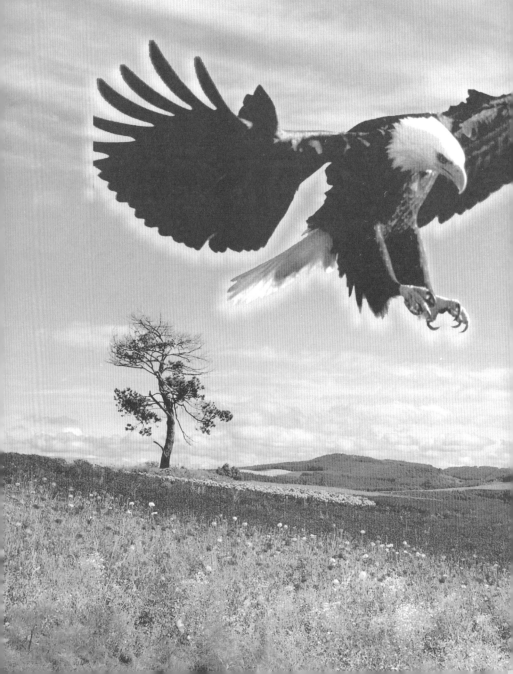

大展好書　好書大展
品嘗好書　冠群可期

大展好書　好書大展

品嘗好書・冠群可期

壽世養生
30

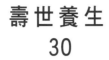

氣功大師揭示
如何實現你想要的一切

許 正 熙 著
（Maggie J. Huh）

品冠文化出版社

内 容 提 要

本書介紹了古代傳統氣功。透過簡單的現實生活例子及科學依據，從而打破氣功的神秘色彩。

本書亦引領你透過氣功修練以強健體魄、開發潛能，讓你達至更美好生活及靈性境界。

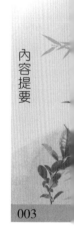

作 者 簡 介

許正熙(Maggie J.Huh)是一名韓國氣功師，她於1996年從首爾被派駐到香港的一間國際酒店工作；其後她亦在不同跨國公司擔任過市場管理之職位。除此之外，她還在香港和加拿大擁有開設及經營餐廳的經驗。

多年來Maggie一直想尋找更加充實和有意義的生活路徑。她決定更多深入了解自己十多年來內心所熱衷及嚮往的冥想及氣功訓練。她的訓練最初是從西方學習的，之後她又探索佛教各派別以及東方的哲學和訓練。

Maggie目前住在香港，經常前往印度和南韓研究氣功養生訓練，致力於進一步推動有關氣功方面的相關研究及發展。

E-mail：jungdohon@gmail.com

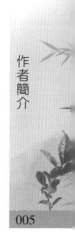

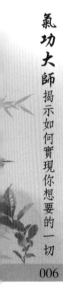

氣功大師揭示如何實現你想要的一切

前 言

氣 功 是 什 麼

　　經常有人問這樣的問題，但這不是能用簡單的一句話所能回答的問題。不管是東方還是西方對氣功並不是很瞭解，甚至有時候還得從氣開始解釋。所以，解釋氣功需要更長的時間。

　　但不久前談論氣功的漫威漫畫（Marvel Comics）的漫畫書奇異博士（Doctor. Strange）被拍成電影上映，我感到非常高興。因為以後如果人多的場合裡有人問我同樣的問題，我可以更加容易有趣地回答。

　　這裡所要講述的並非神秘或難以理解的氣功，而是實際上歷史最悠久最科學，且與我們生活關係密切的關於氣功的故事。

　　隨著時間，不僅是我，很多人都認為這世界

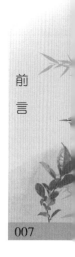

的變化速度逐漸加快。因人工智慧的發達，人工智慧所書寫的判例、疾病診斷、新聞、小說等人類的職業逐步被人工智慧代替，之前我們認為科幻的東西也在成為現實。

所以，數十年前我們的父輩使用的成功方法，已毫無用處。現在從各種管道所獲取的資訊海洋中要挑選正確的資訊也並不容易。

那麼，快速走向機械化的社會中我們如何保持人的本性，幸福地生活？這就要從機械或電腦無法替代的最為人性化的領域中尋找。

最好的方法首先是借用我們祖先的智慧。傳承數千年的方法肯定是經過了漫長歲月的驗證。

作者為了探索這種方法，在學習東方古典的過程中遇到了氣功，氣功為我之前修行的各種冥想法增添了翅膀。我首先由氣功得到了精神和身體的健康，找到了新的人生方向，重新開始了感恩和幸福的生活。

這裡要介紹的氣功，源於以新羅的貴族子弟

為主修煉武術和精神的「花郎徒」①。花郎心法是最高統治階級，為培養繼承人，秘密傳授後代修煉精神和身體的特殊修煉法。

主要是運用我們體內的氣和宇宙的氣運修煉的方式。利用該方法我們不僅可以鍛鍊充滿宇宙真氣的身體，還能修煉高層次的精神世界。因此如果能掌控作為小宇宙的「我」，就能改變自身的命運，能治癒精神和人體的不均衡導致的疾病，還能成功的支配我們周圍的人和環境，這是理所當然的道理。

每個人都會帶著無限的可能性來到這個世界。這也就類似於從宗教的理論，講我們每個人都是模仿神的似神的存在，相信人人都有佛性。

任何動物之間最大的區別是人能創造。每個人的命運和環境可能會不同，但只要有改變命運

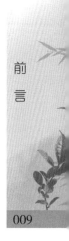

註①花郎徒：又稱郎家、國仙徒、風流徒、風月徒，是朝鮮半島新羅時代一種訓練青少年的制度。讓青少年學習各種當地傳統道德、禮儀規範，其後又混合了中國傳入的佛教、儒教等思想。在新羅真興王時期成為國家正式的教育機構，其徒眾被稱為「花郎徒」。

的強大一致，我們就能改變我們的未來。

這裡包括你所需要的財物、健康、和睦的家庭、成為有名人士，或者是所有這一切。這裡最重要的是掌控和強化作為最基本單位的自我。

如果你有與我同樣的苦惱，我希望你能以閱讀這本書為契機，透過「花郎心法」成就你的所願，並幸福安康。

於2017年香港半山區

目　錄

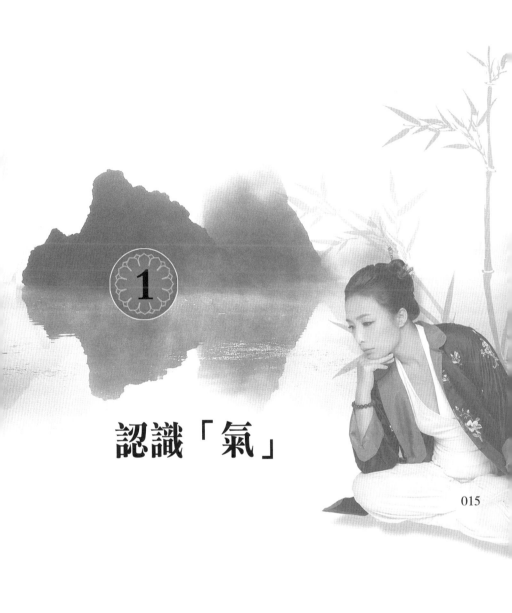

1

認識「氣」

1.1 什麼是氣？

古代的東方人知道天地之間充滿著一種叫「氣」的能量，而且相信這個能量能改變人、植物、動物、礦物等所有自然現象。這就是陰陽五行思想。天地間所有物質都有陰和陽的能量特性，這些能量以相生、相尅循環即為五行。宇宙萬物都會根據陰陽五行的法則即氣流生成和變化。

以哲學方式講述這些內容的書就是《易經》。據說孔子也讀過很多次《易經》，甚至期間綁書的皮條斷了三次。

對於修煉者來說，氣即為「生命的能量」，是以看不見的波長形式存儲的能量，無拘無束，自由流淌於宇宙的能量。

修煉的目的在於利用不斷啟發自我身心，獲得平時生活中大大小小的成就，而且還能看到超越自我的世界。當然終極目的是獲取真正的領悟。

1.2 氣和精

如要理解氣的修煉，就要先明確「氣」和「精」的概念。

「氣」是宇宙運動的基本秩序和力量之源泉。在修煉界把人體看作一個小宇宙，相信人體的生死也是氣的作用結果，因此如何運用「氣」是修煉的核心。「精」為人體內營養的結晶體。狹義上是指生殖的精，但廣義上還包括體內所有的精和五臟。

人類的出生是父母的氣，即先天的氣，因陰陽的結合，轉變為先天的精而滋生的生命。精會停留在腎臟，起到生理功能的核心作用，在氣功修煉中，腎臟屬於下丹田。食物即為天地之氣變為精的過程，在脾臟和胃臟中被吸收成為成長和日常生活所需的能量，此稱為後天之精。

後天之精可不斷從外部獲取，用於人體新陳代謝，但先天之精為有限的存在，耗盡即要面臨死亡。因此，儘管攝取良好的營養和飲食到了一定年齡，生命就要結束，無節制的生活會導致少壯之年離世。

修煉者能將先天之精，透過外部流入的氣轉變為先天之氣。因此氣功修煉，是將轉變為先天之精枯竭的先天之氣，透過修煉重新逆變為先天之氣的過程。這種先天之氣成為「真氣」，將其在體內順暢運行的方法稱為真氣功修煉法。

這是氣功修煉最重要的要素，引起真氣的運行和使用，決定氣功修煉成果。運行得好的，身體各個部位會像兒童一般被啟動延長壽命，這種現象稱為返老還童。

1.3 人體記憶體在電流

過去的醫學認為，人體的維持主要依賴於血液循環過程中營養和氧氣的供應。但現代醫學已經發現，人體內除了單純的血液，還存在一種稱為氣的人體能量，而且人體內有微電流，在10Hz附近細胞之間會交換資訊一次維持人體生命。並且微電流和氣在人體中形成磁場，即生物磁場（*bioelectromagnetic field*），也稱為輝光（*aura*）。

生物磁場根據弗萊明左手定則（*Fleming's left hand rule*）在電流產生的部位形成直角（圖1）。

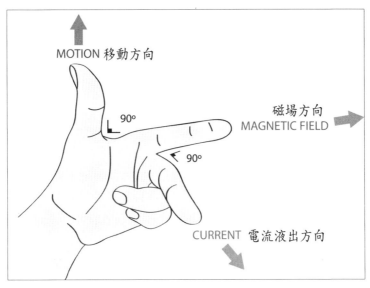

MOTION 移動方向

90°

磁場方向
MAGNETIC FIELD

90°

CURRENT 電流液出方向

圖1 左手定則

　　人體中的電流以脊柱線為主形成，與此成為90度的方向形成磁場，磁場的大小與人體的電流量成比例。因此，透過修煉在脊柱線上產生生物電量時與脊柱線成為90度的地方會形成人體磁場。根據強度磁場的影響範圍更大。

　　這裡的人體磁場的擴大，即為生物磁場的擴大。重要的是生物磁場的擴大和加強與人體超能力的強化、生命力的強化存在著密切的關係。

　　那麼，磁場的擴大如何能增強超能力和生命力呢？這個可以用磁石的原理解釋。一定大小的磁石

A能吸引磁場範圍內的別針，但超出範圍的則無法吸引。但如果能與同樣大小的磁石B合併磁力則磁石A的磁力會大幅增加，可以吸引更遠處的別針（圖2）。

與此類似，體內生物磁場能擴大增強，則可以利用更多的宇宙能量和宇宙情報力。

因此，脊柱線的增強不僅意味著擴大和強化肉體能量，而且還能形成更加強大的生命力。能量的增強可招納更多的好運以改善命運。而且還能抵抗使人體疲軟和陷入挫折泥沼的所有負波動。

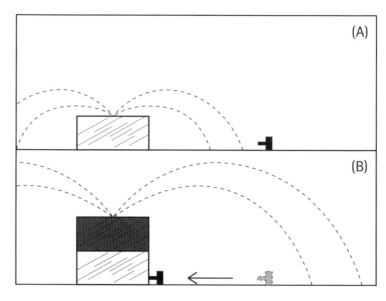

圖2　磁石A與B

1.4 經脈和運氣

　　人體內有經脈或經絡等疏通氣的通道。如果血脈是使血流順暢的通道，則經脈是使氣流順暢的通道。人體如果血液不順暢會生病，但作為通氣的經脈堵塞也會出大問題。東方醫學的作用就是打通被堵塞的經脈。

　　東方醫學認為人體有12條經脈，是氣血運行的主要通道，因此也稱為「十二經」，並且經脈與五臟六腑也有直接的關係，在人體臟器內循環不息，時淺時深地流動。

　　連接經脈的分枝稱為絡。十二經脈和任、督二脈各自別出一絡，加上脾之大絡，共計15條，而且還會再細分，經絡是經和絡的統稱。與這些經絡不同也有8條與任何臟器都無關又無表裏配合關係的經，是督脈、任脈、衝脈、帶脈、陽維脈、陰維脈、陰蹻脈、陽蹻脈，稱為奇經八脈。

　　不管怎樣經脈會影響人體的各個部位。肝有肝經脈、胃有胃經脈、心臟有心經脈等。這些經脈將作為宇宙能量的氣供應到人體各個部位以維持生

1

認識「氣」

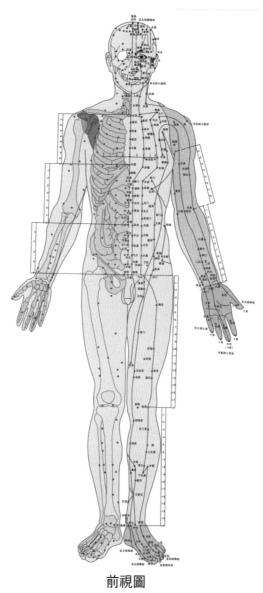

前視圖

圖3　經脈針血圖

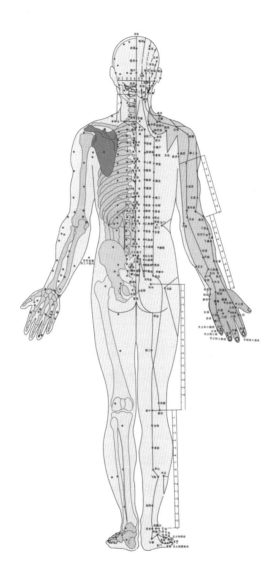

後視圖

命。這種現象不僅人體，而且動物中也適用，植物也一樣。

岩石等礦物也有氣的作用，比如岩石中的水晶，雖然不是生命但它分明在生長。水晶在氣的作用下密度和大小逐步在增加並成長。

經為橫向，這裡是指流向大海的江，絡意味著連接江和江的運河或水庫。病是指氣的過剩或不足狀態，一般表達為邪氣的過剩、真氣的不足。因此東方醫學中的治癒，是指將過剩的氣由某條運河流出並通過氣流補充真氣的過程。

人體的經絡暢通，氣能量疏通順暢，則疾病不會纏身，生命力也會非常強大。相反氣能量不暢，則身心虛弱命運曲線也會下滑。

從經驗獲得該秘密的人類，從古代開始為了加強氣力，付出了大量的努力。

那麼，如何有效地運氣收集宇宙能量呢？

首先如果人要用氣力，最重要的是形象，即思考的力量。氣的操縱即為意念的操縱。集中「精神力量」氣也隨之集中，相反氣也會疏散。法功時應想像集中意識而出氣時候的強大形象。

1.5 什麼是意念？

意念是指氣功修煉中所說的形象。氣功修煉法中，第一階段就是要想出一種形象並想像氣會按照該形象運行。

如果要實現氣從手掌穿過，則只要想像以下穿透的情形，就會感到手掌有一股暖流。即通氣的意思就是要想像通氣的情形，這就叫「意念引氣」。在意念的作用之下氣會運行，氣的運行會擴張該部位的血管，身體會發生可觀的變化。

但這是氣功修煉最基礎階段，只限於能用意識力量運行的部分，因此，效果也止於促進身體生活活動。

實際氣感的發生，在未意識到的氣的運行出現的時候。這時候就能感覺到，之前未知的東西在身體裡運行。到這個階段，意念跟隨氣的運行，氣跟隨意念的運行，在相互上升作用下，我們能引出體內深處無意識之力量。

並且意念也指意識集中到一處，也稱「意修」，使用意念分為身體外部意念和內部意念。

外部意念時，看到美麗的風景，也會緩解身體的緊張，情緒低落時，可以想像高山產生一種自己成為高山的意念，即可引升情緒。

內部意念時，如果意念特定經絡之血的位置，則能達到如同在該部位行針的效果。呼吸修煉中主要意修肚臍下方的丹田。

1.6 東方醫學和氣功修煉

東方醫學一般是指湯藥和針灸。但其實還有食療和氣功修煉等兩種體系。湯藥和針灸是醫生的醫學，食療和氣功修煉則是患者的醫學。因此，醫生層面的醫學和患者層面的醫學融合在一起，才能稱為東方醫學。

人體內細密地交叉著各種氣脈且存在著各自的穴位。如果人體內的經脈通道能像兒時暢通，也就不會生病。

但隨著年齡的增長，所積累的壓力和痛苦的環境因素的作用之下，體內的經脈會被堵塞，因此堵塞的部分和其周邊部位會出現各種疾病。

從東方醫學角度可以說，透過氣功修煉，經絡

更加暢通，氣流更為順暢，即可達到治病效果。換句話說，如果經絡的氣流不暢，則體內的氣會停滯，失去均衡隨即生病，因此為了治病，採用氣功修煉的方法。

也有類似單純運動療法的氣功修煉。但也可以透過這種修煉法練肌肉，促進血液循環，來治療很多疾病。尤其現代人的缺乏運動現象很嚴重，身體僵直能量停滯而出現的疾病，可以透過氣功修煉中運動量較多的修煉方法有效治病。

要瞭解治癒氣功，首先要理解經脈的概念。東方醫學和西方醫學的本質區別在經脈概念的不同。東方醫學規定看不見的經脈是分明存在的。西方醫學中對經脈和經血具體客觀存在的情況以及對其功能的內容描述很模糊。

西方的解剖學中詳細地以圖片形式整理和描述了人體內部的各個部分。但根據西方解剖學，人體內部並不存在經絡和經血。

儘管如此，經脈確實是存在的。因為有西方醫學無法治療的不治之症，透過氣功療法治癒或獲得新生命的案例。近年來西方醫學也在適當的使用東方醫學的理念治療患者。

1.7　經脈：鳳漢管(Bonghan ducts)和治癒氣功

　　1960年代北韓的學者金鳳漢，明確確定了之前人們盲目相信的經絡的存在。金鳳漢不僅在醫學界有名，而且在物理、化學、數學等領域也有很多見識。他畢業於醫學大學後，在首爾當教授，在南北韓戰爭期間越北到了北韓。

　　北韓自1960年開始積極開展東方醫學的科學化研究。金鳳漢作為研究領域的領軍人物，經過幾年的努力得到了舉世矚目的成果。他為了證明作為東方醫學核心的經脈和經絡的存在，使用電子顯微鏡（*electron microscope*）、分光分析儀（*spectrometer*）、

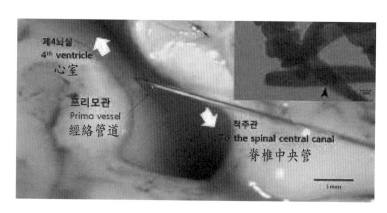

圖4　經絡的存在

放射自顯影（*autoradiography*）等最先進的科學工具對經絡進行追蹤。

研究結果超出研究團隊的想像，經絡在人體生命的發生的維持中，起到核心的作用。這也是從科學角度證明了治療疾病應先從經絡開始的治理。

金鳳漢研究出的氣的實體為「高能量化學物質」和電。氣本身就是明確存在的物理、化學實體。首先「高能量化學物質」是指經絡中流動的液體。我們沒能想像經絡是實際存在的而且裡面還有液體，這是多麼偉大的發現。分析經絡中的液體（*後來研究結果得到認可後稱為鳳漢液（Bonghan Liquor）*）結果包含 DNA（*essential to all forms of life*）等生命表現物質和腎上腺素（*adrenalin*）、透明質酸（*hyaluronic acid, a kind of mucopolysaccharides*）、雌激素（*estrogen*）等高能量物質。

經絡中循環的物質的量比血液、淋巴液在內的體內重要液體的量多很多。經絡液創造和培育生命，也是確保人體活動的液體。這也再次說明了經絡中的氣流就是生命最根本的能量。

人體發生的所有疾病為「氣能量的通路即經絡被堵塞，導致鳳漢液無法正常流通」所引起。用花

郎心法的治癒原理也一樣。從外部打開堵塞的經絡使得能量正常流通就能治療疾病。

治癒的氣功分為三種。第一種是完全依靠氣功能力者的「氣力量」治癒的外氣治癒法，第二種是患者自己修煉氣功的自我治癒法，第三種是上述兩種方法的混搭法。

用外氣治癒的方法，是為促進經脈的疏通從外部注入氣的方法。此時如果患者能認知到氣的存在，緩解身心進入冥想狀態的入定，則治癒效果會比較明顯。

那麼，氣力量和人類的疾病有什麼樣的關係呢？如果疾病和引起疾病的原因比喻為在潮濕陰暗的地方生長的黴，則氣力量是清除黴的陽光。

即疾病主要因經脈的堵塞而引起，因此用其強大的能量重新開通被堵塞的經脈，則如同黴遇到陽光一般，疾病也會快速消失。

而且透過開穴過程，人體如同骨折後重新連接時更堅固一樣，經脈也會變得更強大。因此在氣功治癒過程中，聚集患者氣能量的氣中心及各能量中心（*chakras*）會快速發達。

1.8 生物電磁場：近墨者黑近朱者赤

中國籍俄羅斯義序博士 Chiang Kanzhen（姜堪政，*Dr. Chinag Kanzhen, Russian name*：*Yuri Vladimirovich*）透過動植物試驗，證明了生物電磁場的存在和作用。

之前通常認為遺傳訊息存儲於DNA的分子鹼基序列中，因此所有的遺傳訊息會由DNA傳達。操縱遺傳因子改變鹼基序列，就能創造新的動物和植物。這就意味著所有個體都要透過生殖才能向下一代遺傳上一代的遺傳，遺傳物質和資訊。

但 Chiang Kanzhen 也關注了這個部分，他認為存儲DNA資訊的類似檔（*file*）的東西，實際傳達資訊是生物電磁信號。即生物電磁場和DNA共同形成遺傳物質，這種物質有兩種存在形式。一種是消極被動的DNA，另一種是積極主動的生物電磁場。

消極形式保存遺傳訊息，積極形式可發信和傳輸一次修改其結構。

Chiang Kanzhen 博士認為生物有固有的生物頻率，正是生物頻率中保存著生物遺傳訊息。如某個

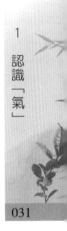

生物噴出的高頻率向另外一個生物體傳達，則收到高頻率的生物體的遺傳因子和身體細胞會發生變化。

Chiang Kanzhen 博士主張的生物電磁信號是移動的光子（*photon*）。根據量子論（*quantum physics*）光子同時具有粒子性和波動性，光子的粒子特性出現在較低頻段中，此時生物會收到最多的資訊。光子的波動性和粒子性有助於瞭解人類精神感應的形成過程。

心靈感應的存在是公認的事實。Chiang Kanzhen 博士發現這種精神波動也可以根據意圖移動。

Chiang Kanzhen 博士在 1960 年代已經成功地完成了在一間房裡的人向家中另外一個房間的人集束並傳射（*transcription*）精神波動的實驗。猜圖片實驗中傳達的資訊準確度高達95%，透過該實驗說明了未來心靈感應有可能會成為新的通訊手段。

透過該研究確認了場（*field*）的能量和資訊可以相互交流。在超高頻段的生物電磁場會相互交流和反射，生物電磁場的極超短波會排放到空中後向其他生物傳達。這些會重新從量子等級上傳播到空中，到達其他生物體中。

他利用生物微博（*biomicrowave communications*

installation）通訊裝置向其他物種個體傳達了一個個體的DNA資訊。他透過這種實驗得到了很多超出常識的實驗結果。下面介紹一種實驗結果。

收到鴨子電磁場的雞蛋所孵化的小雞中，25%出現鴨蹼，80%的頭部向鴨子一樣寬，70%脖子變長。而且90%的小雞的眼睛像鴨子。更驚人的是這種變化會遺傳到下一代。之前人們認為基因突變不會遺傳，因此這是生物學歷史中的大事件。

這種生物電磁場從氣功科學或冥想的角度，可以解釋為個體的生存意志，即高度化的意念與宇宙能量氣結合而出現的特有的生命波動現象。

因此看到 Chiang Kanzhen 博士的實驗結果後，我認為生物電磁場對人體的作用應該是無法想像的。因此，這也從學術角度證明了透過修煉如同磁鐵理論擴大自身的生物電磁場，則波長越大能用的能量也越多。

因此生物電磁場的增幅可以強有力地推翻不利於自身業務或健康的不幸的波長。而且透過 Chiang Kanzhen 博士的實驗，我們也可以瞭解到由思考的變化生成一種強力的念力，則生物電磁場的波長會自動發生變化，隨即可徹底改變自身命運。

1.9 右腦的秘密

人類整體的情感及其機能在大腦裡，可分為左腦、右腦。左、右腦各自掌管不同的功能，對我們的個性、行為等亦會造成不同的影響。

每個人都有特殊的回路，只是自己不知道這個事實而無法使用它，即我們寶貴的右腦一直在沉睡著。如果能開發其潛在的能力，則人類的能力也會徹底變化，我們會具備別人沒有的能力。

如果開發了右腦，可以大幅提高記憶力、計算能力、直觀能力和策劃能力等日常生活中的能力。對於現代人來說正確的預測和判斷是非常必要的。

左腦支配著知識、判斷力、思考能力，左腦理性，因此也成為智慧之腦，這與現代意識有密切的關係。右腦是支配著自律神經和與宇宙波動的共振等。右腦感性，是形象之腦，其造型能力出色且具有尖銳的五感。因此也稱為藝術之腦，與潛在意識有很大的關係。保持人體自律神經均衡的也是右腦分泌的大腦荷爾蒙。

右腦有超高速大量記憶裝置。右腦的形象處理

能力幾乎接近無限且高速，因此訊息量為左腦的百萬倍。右腦的記憶秘密在於「photo copy」（影印）。就像用相機拍照一樣記憶中會存儲看到的東西。而且可以控制其在大腦中慢速或快速經過或停止，也可以一幕一幕的更換。

　　英國的斯蒂芬·威爾夏（*Stephen Wiltshire*）可以精確細緻地畫出看到過得物件。威爾夏是自閉症患者中出現的特殊人才（*savant*），因驚人的右腦發達，可以正確畫出在直升機上看過的每一座城市。他用系列圖的形式畫了羅馬、香港、東京、倫敦、紐約等世界很多城市，他用幾公尺甚至10～20公尺的畫幅，畫出了在直升機繞城20分鐘期間所看到的一切（圖5、圖6）。

　　音樂家阿圖爾·魯賓斯坦（*Arthur Rubinstein*）或阿圖羅·托斯卡尼尼（*Toscanini*）等也是看一次

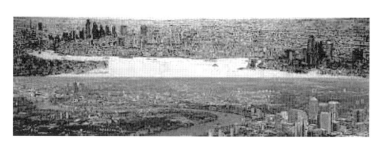

圖5

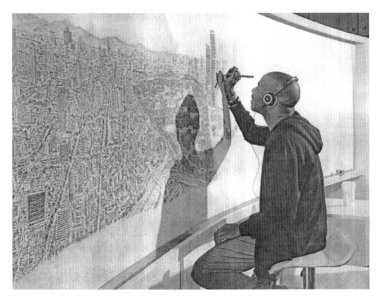

圖6

樂譜就能把內容存在大腦裡。指揮的時候只要翻大腦裡的樂譜就可以了。

　　圍棋高手只要下過的，就能重新在棋盤上重新按照原有佈局擺放棋子，圍棋裡這就叫「復棋」。之所以他們能做到這些，就因為他們能把棋盤識別為圖形（形象）。棋盤就像高速膠片一樣可以在大腦裡出現。

1.10 右腦和世界天才

天才的共同特點在於他們使用的是右腦,與宇宙意識能有共鳴。音樂家莫札特(*Wolfgang Amadeus Mozart*)四歲能譜寫高難度鋼琴協奏曲(*concertos*),五歲的時候完美地演奏從未學過的手提琴,那麼他的天才特性是起源於什麼呢?莫札特說過:

「我不知道樂曲構思源自於那裡,但沒人妨礙我的時候,我會出現無數個靈感。」

你認為四歲的時候能譜寫出具有各種樂器協調的諧音且旋律優美的「協奏曲」嗎?能相信那是他在很短的時間內學到的嗎?但如果這些天才的特性源自於出色的智慧(左腦)則應該在數學、科學等其他領域也應該有所突出表現。

但除了音樂之外,還沒有發現他的天才特性,但如果是左腦的左右就能實現。

莫札特的父親利奧波德是職業音樂家。兒童時代莫札特就能聽著父親的音樂,將其在大腦裡形成形象,之後他就利用比左腦發達百萬倍的右腦譜寫並演奏曲子。而且莫札特應該在沒有意識到的情況

下與宇宙意識形成了共鳴。他之所以能夠有無限的靈感，就說明他已經與宇宙意識產生了共鳴。

高斯（Carl Friedrich Gauss）等數學天才已經在小學的時候，發現了求得等差數列之和的公式，而且是在上課結題的時候。他直接就能算數1到100之間數字之和為5050。獨立發現了二項式定理的一般形式、數論上的「二次互反律」、質數分佈定理，這也是右腦的作用。

偶爾我們在電視上能看到在幾秒鐘內能計算10位以上數字的人，他們說看到算題後，那些數位就形成圖像，之後就能看到答案。這些不屬於左腦的計算，而是右腦利用圖形的計算。這與意識無關，大腦自動按計算裝置找出答案。在潛在意識的大海裡這些裝置就能超越時間和空間。

愛因斯坦（Albert Einstein）說：「我發現基礎性法則的時候，其邏輯還只依賴於我的直覺。」歌德（Johann Wolfgang von Goethe）說：「在某個瞬間詩的構思就浮現在我心裡。」

這些就是源於宇宙意識。宇宙意識如同雷電般的靈感傳達到間腦，並轉變為創造形式出現。15世紀義大利的李奧納多・達芬奇（Leonardo da Vinci，

又譯做達文西）說：「繪畫飛機設計圖的時候，就是看著眼前出現的波動資訊畫的。」他把科學知識和藝術想像，有機地結合起來。

被傳媒授予「門洛帕克的奇才」的發明大王愛迪生，開發新的創意時採用的是手握一杯水，獨坐冥想的特殊方法。確保手中杯子不掉地的狀態下催眠的方法，即為與宇宙意識實現一致的方法。愛迪生試圖用 θ 波（*theta waves*）降低自身波長接近宇宙意識。

那麼，我們應該使用何種方法接近看不見的宇宙意識呢？不論是科學家還是藝術家，這些天才最重視的是偶然間想起來的靈感。廢寢忘食地達到新境界時，有時候會突然有靈感，有時候也會疲憊入睡後，在夢中找到研究的暗示。我們所說的第六感的靈感就是這個，這種靈感在看不見的世界的研究中能起到最有效的線索。

人們有可能會認為，靈感其實是自己大腦中想出來的，但實際上是源自更遠處。這是神或宇宙意識所發送的資訊。

宇宙意識資訊會不斷下發到我們周圍，準備好接收的，任何人都可以均等的接收資訊，反之無法

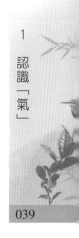

收到這些資訊。

1.11 腦波和超能力

2014年上映的法國科幻動作電影「露西」（超體 *Lucy*）講述了史嘉蕾・喬韓森服用一種叫CPH4的藍色藥物之後，能用100%腦部能力成為超能力者的故事。但普通人一般只用10%的腦部能力，如果能啟動沉睡的腦部細胞則任何人都可以向露西一樣成為超人。

與宇宙波動的共振可以啟發人類的第六感和超自然（*ESP*）能力。右腦有著與宇宙的波動共振、共鳴的特殊功能，人類的大腦如同音叉與萬物發射的波動發生共振。

人類的腦部功能由腦波（*brainwaves*）組成，該腦波中隱藏著秘密。腦波是指用電捕捉腦部神經細胞活動的結果。腦波目前分為五種，根據速度分為徐波、中速波、速波。

δ波（*Delta Waves*）的範圍是0.5～3Hz（赫滋），θ波（*Theta Waves*）的範圍是4～7Hz，θ波稱為徐波。α波（*Alpha Waves*）的範圍是8～13Hz，α波

稱為中速波。β波（*Beta Waves*）範圍是14～30Hz，β波稱為速波。γ波的速度是30Hz，稱為超速波。

　　腦部最大記錄部位是腦部頂端和後腦勺部分，頭部前部和額頭部分較少。而且α波最穩定的時候就是閉上眼睛保持鎮定的時候，興奮或睜開眼注視的時候，不會出現α波。根據以色列特拉維夫大學（*Tel Aviv University, Israel*）研究團隊的報告（*The dark side of the alpha rhythm：fMRI evidence for induced alpha modulation during complete darkness*）與屋內的亮度無關閉眼的時候，α波比睜眼的時候增加3倍以上。

　　該α波與腦部的發育有密切關係，兒童一般為4～6Hz左右，隨著年齡的增長，到20歲前後時能達到成人值。

　　徐波是指比α波低（慢）的頻率，一般出現在休眠穩定時出現。

　　速波是比α波快（高）波動，也可分為中速波和超速波，各自稱為δ波和γ波。

　　醫學家或科學家解釋其中與超能力有關的腦波是θ波（4～7Hz，徐波）。一般是指睡眠中測量腦波時出現的，即內心穩定的階段。因為是睡覺的時

候出現的腦波，所以也是處於潛在意識的狀態。

　　一般人們在清醒的狀態下參與精神活動時，不會出現 θ 波，θ 波是一種非常穩定的腦波。超能力者發揮超能力時，測出的 θ 波很乾淨，因此也可以認為是發揮超能力的階段。

　　研究表明科學家或天才，表現出構思或創意時的腦波波動時，出現的是 α 波，超能力者發揮超能力時出現的是 θ 波。研究超能力的研究學者表示，普通人可以透過將腦波降低至 α 波或 θ 波的培訓可提升集中度，可以猜出蓋有蓋子的箱子裡的東西是什麼，可以自由擺動鐵秤錘。

　　但超能力的秘密在於 α 波和 θ 波之間。如果 α 波和 θ 波協調則可啟動右腦加強共鳴功能。

　　這裡重要的是宇宙的波動處於特定的赫茲，即為略低於 α 波略高於 θ 波的7.5Hz。人可以透過冥想自由調節自己的腦波，可以與宇宙意識同步。意識和潛在意識重疊的狀態即為該階段。

　　如果能與宇宙波動同步且與宇宙意識交互，則可以獲得宇宙的直覺、直觀、靈感等能量。

　　而且還會提高心靈感應能力、透視能力、念力。而且能睜開第三隻眼睛並根據意志看到圖形，

還可以看到未來。

　　胎兒和嬰兒的腦波是7.5Hz。這是與宇宙意識能形成共鳴的腦波。有時嬰兒先天性的表現超能力，也是因這個原因。如果成人與宇宙意識同步，也可以發揮超能力。

腦 波	頻 率	狀 　 態
γ 波	30Hz以上	不安、興奮
β 波	14～30Hz	平時的腦波
α 波	8～13Hz	冥想、調高學習能力、集中力、緩解壓力
θ 波	4～7Hz	瞌睡狀態、發揮超能力時的腦波
δ 波	0.5～3Hz	深睡眠

　　一個人的腦波變化也會影響其周邊。

　　下面是關於印度TM（*Transcendental Meditation*）冥想的故事。在瑪赫西（*Maha Rasi*）國際中心的圓頂（*dome*）中冥想，當一個人的腦波變成θ波時，周圍人的腦波也逐步變為θ波。一個人的腦波變化時如同水泵的引水一樣所有人的腦波都變成了θ波。

　　因此，冥想時建議多人組成一個組，一起參與也是源於此。因此，我指導團體冥想時也會建議要

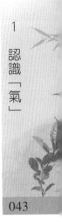

與其他參與者一同分享波動，這樣參與的所有人更容易一起進入入定體驗更好的冥想。

1.12 我是超人

不參與修煉的一般人，都認為自己沒有超能力的素質。所以，我想告訴讀者的是，一般人也有這種特殊的能力。

可能大家都知道現在的體檢或體質檢查方法中有O環測試（*Bi-Digital O-Ring Test*）。這個測試是將要測試的物件放在右手上，另外用左手的拇指和食指形成字母O後，觀察拆分這兩隻手時手指反應強弱的測試（圖7）。

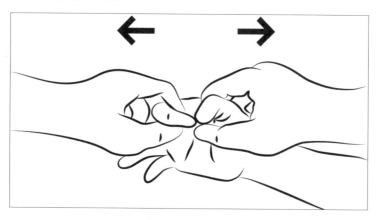

圖7　O環測試

O環測試一樣的有應用肌肉動力學（*applied ki-nesiology*）測試中的一種，將測試物件放在右手上，將左臂抬至與地面平行的位置後，有人用食指和拇指將抬起的左臂向下壓，並觀察所要的力度（圖8）。如果是自己測試，則用左手抬起秤錘並測量其抬起的難度。

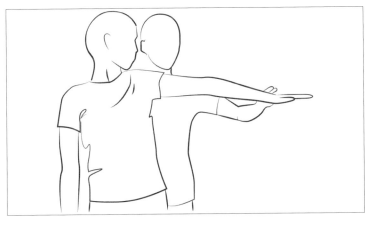

圖8　應用肌肉動力學測試

　　舉個例子，有時將黃瓜放在左手測試時，O環測試結果較高，但用馬鈴薯測試結果較低。但也有人有相反的結果，用黃瓜時O環反應較弱，但馬鈴薯反應較強。這是因為測試結果會跟個人的特點有差距。

　　那麼，測試的時候黃瓜或馬鈴薯是否從人體獲

取力量或向人體注入力量呢？不是的。我們都具備了這樣的能力。只是我們自我能力表現為O環力量的現象。並非黃瓜或馬鈴薯等物質對O環力量起到影響，而是這些物質的波動傳達到我們腦部，發生有助於或有害於自身等的根本性的判斷，這就是O環測試結果。

因此，如果大腦判斷其為正面波動則O環會變強，如果判斷其為負面波動，則O環反應變弱。人體的這種O環作用不僅對食物有反應，而且對家裡的電視、冰箱、汽車、手機、電腦等家電產品的有害電波也會有同樣的反應。

相比手中無物的O環測試，手指觸摸電腦、汽車、手機的O環測試，表現出很弱的反應。對於人體也會出現瞬間無力的現象。

原因是這些產品所發生的電子波動，分散人體發生的生物波動而起到負面作用。如果人體長期處於這種環境，則健康會受到嚴重的威脅。

在日本或美國等國家O環測試，也用於陌生男女姻緣測試。用手指摸陌生男女的照片後，進行O環測試，如果命運波長順利，則O環測試反應較強，如果兩個人的命運和體質波動不適配時，O環

測試反應較弱，這就說明O環測試的準確度和可信度較高。

這種O環測試應用範圍很廣，可以用於項目投資、與人交際的判斷等領域。

那麼，怎麼能預先知道這種高層次的命運波長呢？

人體外部分大宇宙的所有資訊要素以波長的形式存在。人體作為小宇宙如果能集中，則在高層次的命運波長也都能知道該資訊的波動。

做O環測試之前，普通人並不知道用黃瓜還是用馬鈴薯好。當然也不了解手機、電視等電子產品所發射的有害電波，與其他人的姻緣、項目結果等也都是一頭霧水。但做完O環測試後，就可以強烈地感覺到人體其實是瞭解所有一切的高層次雷達。

領悟這種能力的所在並開發這種能力的人，即為超能力者。如果每個人擁有這種信念和目的，並開發中脈能量線和丹田，則都能成為類似的超人。

再次強調一下，超能力者並非創造的。這些人和普通人的區別，在於這些人有過開發其能力的機會，而普通人這個機會還沒有到來。超能力者並非一出生就比別人優越。我希望這本書是期盼成功、

超越命運的讀者們領悟這些的契機。

這個方法是重點開發中脈和上、中、下丹田的各穴位，如果這種穴位能得到開發，可以在人生的各種情況下都能發揮卓越的能力。因此，之前只能用O環測試才能瞭解的結果，透過能力的開發和加強未來在日常生活中可立即判斷和預知。

使用花郎心法，可以在100天內就能明顯體驗身心狀態在修煉前後的變化。

直率地說人生中自己越強大，周圍環境會相比變弱，如果自己變弱則周圍的條件和環境會比我更強。這是宇宙逆的原理無情的作用。

我再次強調，各位內心的自我，其實知道所有一切。越開發越會顯現其偉容，隨即各位的人生也會改變。

1.13 風水和同氣感應

養氣或養生術是指獲取天地之間的氣，以改善肉體和精神生活為目的，進行身心修煉的方法。我們的祖先相信如果體內的氣如果能與天、地、宇宙萬物通氣，會得到與其一樣的力量。因此，人們透

過修煉利用自然力量。

如果不修煉也能獲取自然氣運，其實是風水地理中所說的術法。據說如果在氣運好的地方建房子，生活可獲得房子地下的地氣而發福。人們在睡覺時自我意識稀薄，自然會收到氣。因此，人們也一直在找明穴和吉地。

如果把房子蓋在有生氣的地方，人可以獲得其生氣。如果氣不好，則會導致生病，收到好的氣，會發生好的事情。

風水地理中也會考慮亡人。祖先的遺骨如果埋在運氣好的地方，子孫也會享福，這在風水中稱為親子感應或同步感應。

這是指父母或祖先遺骸所受到的氣運，能傳達到子孫後代。

但從現有的風水地理學角度，無法解釋亡人的遺骨所收到的氣如何傳到活人體內。但如果考慮到「萬物皆是能量波動」的前提就問題容易解決。

即「所有物體都會發散自己獨有的成分。這個成分是組成量子、中子、電子的宇宙能量超微粒子。波長一樣的物質會相互反應，因此遺傳因子一樣的祖先的遺骨，會與後代子孫發生反應。即祖先

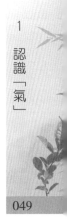

的遺骨收到好的氣運，會向後代子孫傳達好的氣運，反之相反。」

1.14 共鳴現象

充滿宇宙的能量會不斷移動，具有巨大能量的颱風也是波動能量。因幾度的溫差而形成氣流漩渦時，會收到多種電波並產生巨大的能量。形成的颱風會伴隨著暴雨和大風給人類帶來莫大的災難。當波動與同樣波長的物體相遇，會發生「共鳴」。

用共鳴現象就可以解釋宇宙中發生的事件如何影響地球。即宇宙中發生的事件會引起電磁波的震動，透過宇宙空間與地球上頻率一樣的部分，發生共鳴引起同樣的震動。

因此，共鳴現象也可以用資訊傳達來代替。頻率一致或類似的物質之間，會透過共鳴現象傳達能量。解釋共鳴現象最好的例子是，小學音樂時間能看到的音叉，不同頻率的多個音叉豎立在一側後，在一定距離處震動，具有特定頻率的音叉 A，則其他音叉中只有波長一樣的音叉會開始震動，這就是共鳴現象（圖9）。

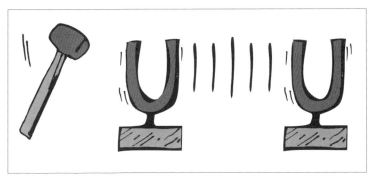

圖9　共鳴現象

即使音階不同音叉也會相互共鳴。比如對於440Hz的音叉，會有低一個音階的220Hz，或高一個音階的880Hz的音叉，與其發生共鳴。即與440Hz存在約數或倍數關係的音叉，會發生共鳴。並且音叉A停止震動後，同一個波長的音叉還會繼續震動。

在日常生活中，我們也會利用共鳴原理。有時候我們會發現某個人進到辦公室後，辦公室的整個氣氛會有不同。這是因為這個人的波動會與辦公室內的其他人產生共鳴或非共鳴。各自的心想形成共鳴後，開始傳達能量。

手機或遙控器也利用波動和共鳴的原理。利用特定頻率（編號）、逾期頻率一樣的接收器，會根據共鳴原理收到電波信號。

在醫療領域 MRI 使用了這個共鳴原理，體內原子或分子具有特殊的共鳴頻率，只能與具有精密特性的能量反應。

共鳴現象還可以人為地操縱動植物的變化。前面所述的 Chiang Kanzhen 博士的研究結果，就是很好的例子。

Chiang Kanzhen 發現了沒有直接轉換基因的情況下，一個個體發生的電磁波動如果能射到其他個體，會發生兩種個體的交配物種。這就是兩種個體之間產生的共鳴效果。

例如，如果能擴大小麥放射的微弱電波，射到玉米種子後再種植，會生出玉米與小麥之間的交配物種。

奇特的是，這種新產生的交配物種的遺傳物質會遺傳到下一代。這個實驗說明了與遺傳因子（*genetic factors* 即基因）的鹼基序列無關單純的波動能源就可以改變生物。

人類也一樣，如果生命的基本單位是細胞，則生物是蛋白質和水組成的共鳴磁場的回路。構成人體的重要分子蛋白質，由細胞骨骼和細胞肌動蛋白（*actin*）組成。細胞骨骼是細胞形成結構的蛋白

氣功大師 揭示如何實現你想要的一切

質，肌動蛋白是細胞骨骼中，纖細的纖維結構和肌肉纖維中的運動蛋白質。這些蛋白質的螺旋形結構與DNA一致，因此適合於信號的傳達。

　　人體細胞根據組織和功能存儲固有資訊，這些資訊可視為每個細胞固有的波動，可以透過波動共鳴確認其具有的資訊是否與其他細胞一致。即胎兒的細胞本來都是一樣的，但是隨著時間的演進，肝臟、胃臟、腎臟、心臟等細胞會擁有各自固有的資訊（波動）。

　　製造腎臟細胞和肝臟細胞後，將腎臟細胞塊和肝臟細胞塊混合在一起，可以看到肝臟細胞吸引肝臟細胞，腎臟細胞吸引腎臟細胞的現象。這也是源於相互之間資訊的共鳴現象。這裡特別提出的是，雞的波長和鴨子的波長，在實驗物件體內，是有一定影響的固定波形，只有人類是唯一可以隨意改變波動力的神一般的存在。

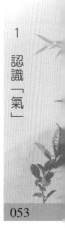

　　人類的意識或感情，可以說是大腦所產生的波動能量。時尚所有物質、人類的身體甚至意識或感情，都有固有的波動。即時尚的所有現象都是因波動（能量）引起的，花郎心法的特殊修煉法，就是要用人類的意念徹底改變波動。

人類可根據心像（心中的圖像）按自己所願創造千變萬化的氣波動，還可以用該氣波動力影響其他的物件。比如想要改善與其他的關係或男女之間單相思時，可以讓對方對自己產生好感。

可以瞬間在心力波動上承載氣能量，治癒遠方的患者，而且如果向滯銷的房屋傳輸強力氣波動，可以快速形成買賣交易，人類能力的無限力量與波動原理，有著密切的關係。

共鳴現象不只在物質或意識之間發生，而且在意識和物質之間也分明存在。

1.15 水知道

日本的江本勝（*Masaru Emoto*）博士發表過有關水能根據外界的訊息來辨別美醜善惡，從而影響水分子結晶的說法。他於1994年用水做過實驗。從世界各地收集的自來水、礦泉水和核磁共振分析儀MRA（*Magnetic Resonance Analyzer*）後，向水中傳射特定波動並凍結，對其結晶拍攝照片後發現驚人的結果。

首先清潔乾淨的水結晶體接近於均衡美麗的六

角形，相反取自非清潔地區的水未能呈現六角形結構。北海道的融雪水、新潟縣的泉水等有鮮明美麗的六角形，取自南極冰河、中國澱山（*Dianshan*）、法國羅德斯（*Lourdes*）泉的水液呈現了華麗而鮮明的六角結晶結構。

有趣的是當借入人的感情時，水的結晶結構會發生變化。東京市的自來水當注入人的「愛」之意識波動時，水的結晶發生了徹底的變化。意識越高的人所能實現的功效更大。

而且也發現了誰也會感到壓力的事實。1994年神戶大地震三天後，拍攝自來水結晶，發現沒有任何美麗的結晶，而是如實呈現地震恐怖般醜陋。地震三個月後的神戶，自來水則又恢復了之前的美麗的六角形結晶體。這是因為神戶人民努力復興的意識也反映到了水中。

這個實驗發現的另外一個驚人的結果是，這種現象也會在蘊含特殊感情的文字、照片或音樂中也會出現。

在研究所在同樣的試驗管中注入純淨水後密封，並在試驗管上貼上寫有「感謝」和「傻瓜」的日語文字後，進行結冰拍攝。標貼「感謝」的結冰

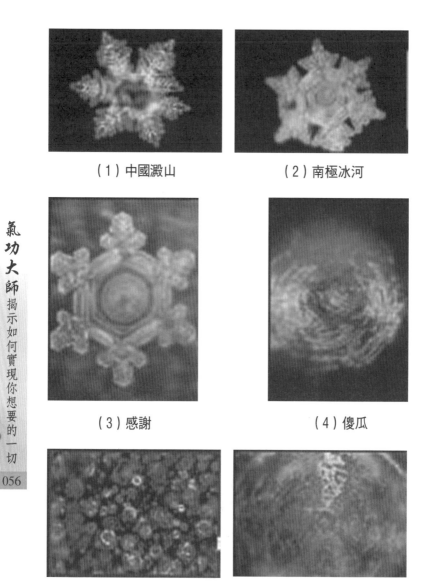

（1）中國澂山　　　　　　（2）南極冰河

（3）感謝　　　　　　　　（4）傻瓜

（5）播放蕭邦的離別曲　　　（6）重金屬音樂

圖10　水分子結晶實驗

呈現出美麗而華麗的六角形結構，貼「傻瓜」文字的水，則呈現混亂骯髒的結晶結構。

播放蕭邦（*Chopin*）的「離別曲（*Etude Op.10, No.3*）」環境中的水，所呈現的是分散的小塊結晶，但重金屬音樂環境中的結晶，則是比較混亂的結構。

這個實驗結果說明愛和感謝、希望、同行、關心、憎惡、高興、感激等的情感都是一個波動能量。

1.16 花郎心法是超高波動

氣的波長包括低波動到超高波動之間無數個階段，因此人類的氣能力也千差萬別，同樣地，氣功能力者，有些人可以很容易治療類似癌症的疑難雜症，但有些人則不具備這些能力。

一流的氣功能力者，所放射的氣能量波動為非常高的超高波動。因此，超能力的行使在某種程度上應該能隨意調節宇宙的所有波動。培養高層次波動力的捷徑是，透過花郎心法等正統修煉，重點開發脊柱線和精神意識並建立增強意念的基礎。

花郎心法的修煉方式是，增強中脈（脊柱線）並以強力電磁宇宙能量為推進力，形成明確的意念波動，將意念波動放射於外部，對環境和命運行使影響力。

以此方式不斷修煉，我們的精神力量必定會逐步強大，因此，我們能夠行使影響力的物質和環境範圍也會逐步擴大。

現代科學認為，宇宙原理論中的物質最小單位是波動和粒子。利用超高波動能用光能量發出可成像宇宙能量的氣功師，可以改變指定的人、動物、物質最基本的初始存在形態。因為，宇宙物質均以波長組成，因此，可以按照自己的意願創造形態和環境。

釋迦、耶穌等聖人就是增強自身的波長形成超現象的。

有很多種氣功，但根據種類也有不同。花郎心法的氣能量是標量波（*scalar wave*），是超越時空的超空間能量。標量波是在荷塘中扔石頭時出現的縱波形式的波動，而非橫波，時間能量就是標量波。該波動力是同時在所有地方作用的絕對神秘的能量。

因此，花郎心法的氣能量也曾顯現很多驚人的

氣功大師 揭示如何實現你想要的一切

奇蹟。

1.17 宇宙中最快的念波

雖然腦波和念波看似類似，但在能量或能力層面是截然不同的波動。腦波的頻率非常低，每秒為數次到30次，並非是放射於空間的波長，只是記錄的圖形顯示波浪樣式。

念波也稱為心靈感應，是在專注於某一項時出現的波長。與低頻的腦波不同，念波的頻率高於超高頻率，因此在空間裡也能自由自在地移動，頻率極高，目前用先進的科學技術，還無法利用機器發生或接收念波。而且放射於空間時，速度能達光速，甚至為光速的數億倍。

瞬間能到達宇宙另一端的就是念波，與最快的光速比較更容易理解念波的速度。

念波與電波也不同。電波只能在三維空間活動，但念波是可以傳射於四維、五維、六維、七維空間，且大幅高於光速緯度的高緯度能量。念波具有超快的速度和巨大的力量，10光年的距離，念波只要1秒就能到達。

四維波長也比電波速度快15位元數。10光年的距離，四維波能在千萬分之一秒內到達，即使是千光年的距離，也能在10萬分之一秒內到達。

五維波是念波，150億光年的距離，能在約百萬分之一秒內到達。

六維、七維波長就更不用說了。實際有100萬億光年距離的宇宙末端，五維念波能在三百小時內到達，而六維念波則在10分之一秒，七維念波則在1京分之一秒（1.0×10^{-16}秒）內到達。

念波通訊稱為心靈感應（*telepathy*）。但口頭上也稱為腦波通訊。腦波通訊不用任何電波通訊媒介即可向他人傳輸自己的想法。

目前為止科學技術發展階段經歷了1895年G・馬可尼（*G. Marconi*）開發無線通訊之後的長波、中波、短波、超短波、極超短波及最近使用鐳射的電波階段。

但使用現有電波的通訊，根據愛因斯坦的理論無法超過光速，因此不適合於未來的宇宙通訊。相比之下人類的念波通訊不受任何速度、空間的限制。

腦波通訊並非使用生物學中測量的腦波，而是使用人類思考之力量。思考的力量可以創造稱為念

波的新的概念。

根據科學家的研究，如果腦波降低至 α 波（8～13Hz）或 θ 波（4～7Hz）則念波會更強，因此，如果能明確念波和腦波的關係，可以調節腦波來調節念波實現腦波通訊。

1.18 心靈感應

心靈感應無法與透視、預知能力等明確區分，有時候認為透視能力與心靈感應很類似，這因為兩種都是用念波的原因。心靈感應一般出現在紐帶關係比較近的人們之間。佛洛伊德（Sigmund Freud）學派的幾名研究員曾經研究過父母和子女之間、雙胞胎之間的心靈感應現象。

心靈感應研究，主要以溝通方式進行。精神科醫生 Bertold E. Schwartz 曾經研究過家人之間溝通中出現的心靈感應案例。他的著作《親子之間的心靈感應（Everyday Life：Parent–Child Telepathy）》中講述了9年間自己和愛人、兩個子女之間發生的505次實際案例。

根據施瓦茨（Schwartz）的研究結果，心靈感應

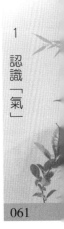

是父母和子女之間的溝通中我們容易忽略的要素。父母和子女之間的案例中，在危機情況下心靈感應出現的次數最多。媽媽的第六感，能感應到遠在別處的子女處於危險的情況。

英國 King' College 雙胞胎研究機構的 Dr. Lynne Cherkas 也透過調查證明了雙胞之間也會發生類似現象。根據 Cherkas 博士的調查，結果五分之一的同卵雙胞胎、十分之一的異卵雙胞胎，有過心靈感應的經驗。

印度作家居伊・萊昂・普萊菲爾（*Guy Lyon Playfair*）所寫的《Twin Telepathy》也提到過類似的現象。《雙胞胎心靈感應》中有一個非常有趣的案例。兩個雙胞胎男孩的興趣不一樣，一個喜歡足球，另外一個喜歡學吉他，過幾個月後驚奇的發現原來只學足球的男孩也能向學吉他的男孩一樣演奏吉他。更奇怪的是，這幾個月期間兩個男孩幾乎沒在一起過。

心靈感應基本上可以看做是腦波引起的同步現象，所以他的研究主要集中於腦波的研究。專家們正在積極研究腦損傷患者是否有正常的意識。

科學技術專業媒體每日科學（*Science Daily*），

曾經報導劍橋大學的 Srivas Chennu 博士和他的研究團隊，對 32 名無意識患者和 26 名正常成人進行過腦波分析測試。

結果研究團隊發現，無意識患者中的 3 名腦波網路與健康的人一樣活躍。確認結果這 3 名患者都有意識，可以利用功能性磁振造影（fMRI）與研究團隊進行溝通。

如果這種研究能繼續發展，那麼未能與愛人說再見突然變成植物人的患者，或因為癌症而失去意識的患者，可以透過腦波向親愛的人傳達平時想說的話。

關於這個研究，大多數醫療專家提到「如果能給患者提供平時喜歡的音樂、興趣、愛人的記憶等刺激，有助於患者的蘇醒」。

科學雜誌 Plos One 最近也介紹過一個人的大腦向遠處另一個人的大腦傳達訊息的實驗。就是從印度的特里凡德瑯（*Thiruvananthapuram, India*）向法國斯特拉斯堡（*Strasbourg, France*）的人發送問候。從印度發行訊息後，位於法國的電腦將其轉換並透過電刺激向法國人傳輸。發送的訊息會以光信號的方式出現在收件人視野的一側。

另外，西班牙和法國的兩位參與人的實驗，也

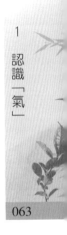

成功交換了各自的想法。

最近我們能聽到用腦波開關家電或電腦或控制
RC 汽車（*radio-controlled car*）的事情，而且據說也
在開發實際用腦波可以操控的汽車。

人的腦波可以控制各種電子產品之外，還可以
根據修煉程度與其他人實現心靈感應通訊。人類是
地球上唯一能夠用念波的存在。而且修煉越多，念
波力量越強，用得越多開發的速度也會加快。

念波達到一定境界，與他人的念波動明顯不同
時成為念力，如果進一步發展達到獨門境界時，念
波可以稱為超念力。

1.19 颱風理論／颱風是什麼形成的

修煉者問最多的問題是，我的實力什麼時候才
能有長進。而且也會說儘管認真修煉，始終沒有多
少進展。

無論再怎麼具有天賦的人，也不能瞬間開發這
個能力，在訓練積累到一定程度後會瞬間顯現成
果。如同水溫達到 100 度水才能沸騰一樣，在 99 度
也不會沸騰，只有最後再升溫 1 度才能開始沸騰，

並變成水蒸氣。

　　這種現象在颱風形成的過程中更為明顯。太平洋赤道海域因太陽熱的集中效果在廣闊的水域都會有微弱的水蒸氣蒸發，蒸發的水蒸氣會隨著時間的流逝逐漸形成一種勢力，這就是「熱帶低氣壓」。熱帶或亞熱帶低氣壓大部分會保持其狀態，只影響地球的氣壓分佈，但受到日照量或氣壓圈的影響時會，發展為「早期颱風」。

　　這就類似於氣功修煉，早期階段中雖然沒有顯著的進展，但也要不失勇氣繼續修煉。形成的颱風會集結周圍低氣壓勢力程式設計 B 級或 A 級颱風，最後會在氣象圖中顯現也會堂堂正正地獲得名稱。

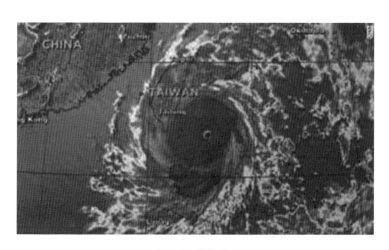

圖11　颱風圖

雖然形成颱風之前需要很長的時間，但一旦成為颱風，就如同我們在新聞中看到一樣，颱風具有巨大的破壞力，瞬間毀滅地球的一部分。

氣功修煉也一樣，如果能完成初期的引爆點（*tipping point*）則會加快發展，有一次成果的人，可以用該推進力繼續發展。

根據我本人的經驗，氣功能力的提升如同走階梯。平時認為沒有任何進展，但某一個瞬間會發現自己已經有了很大的進步。

所以，我想告訴修煉者們要繼續堅持，偶爾也可以休息。修煉的過程中肯定也會有疲憊的時候，這個時候可以稍微休息一下。

另外，堅持寫修煉日記也有助於提升能力，每天記錄自己的的進步，經過一兩個月或三個月，回顧自己的時候，可以發現自己的進步並能鼓起勇氣。

1.20　旋渦理論（Vortex theory）

作為從四維以上高維世界中吸引宇宙能量的裝置之一，有韓國的太極旗和八卦中的太極圖樣。運氣的過程中有神秘而特殊的原理會起到作用，其中

之一就是旋轉作用。宇宙中的一切都以旋轉形式起到作用，從小的集團來說，地球和月亮之間的自轉及以太陽為中心的公轉也是旋轉，太陽系本身也以銀河系（*Milky Way Galaxy*）為中心旋轉。更大的集團就是銀河系以銀河團（*cluster of galaxies*）為中心

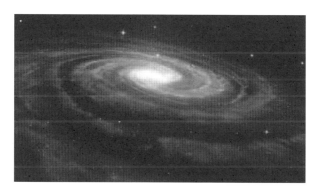

圖11　銀河系

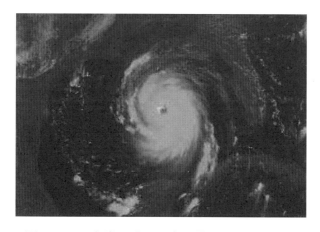

圖12　颶風卡崔娜（2005年8月出現五級颶風）

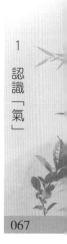

在較大範圍中公轉。

　　韓國具有數千年歷史的哲學文獻《天符經》，也明確標記了太極作為旋轉體的秘密。我們的祖先很久以前開始就已經知道宇宙的原理，《天符經》開頭的部分「一始無始一析三極無盡本」的核心就是太極。大概的意思是「最開始的一，來自於無。這巨大玄妙。這一非有非無，可以分為三極。分為三極，宇宙的根本無盡頭。」簡單的說這就是太極的道理。太極為宇宙的基本原理，從以螺旋形旋轉的銀河系結構中可以明顯看得到。

　　《天符經》說明了宇宙生命的結構，無限連接的螺旋形凸起蘊藏著生命的遺傳。因此，人體最基本的DNA結構也具有右回轉的形態。

　　DNA結構中分子裡面彎曲的鏈條在橋上連接形成螺旋形的階梯，即疊螺旋。彎曲的DNA鏈條與蛋白質結合染色體呈佛珠形狀。對應於佛珠粒的就是遺傳因子。DNA鏈條向右旋轉以維持生命。旋轉作用有兩種回路，一個是左旋轉，另一個是右旋轉。左旋轉的能量形狀會有力量流失，右旋轉的能量形狀會有力量增加。

　　地球旋轉體也區分為左旋轉和右旋轉。左旋轉

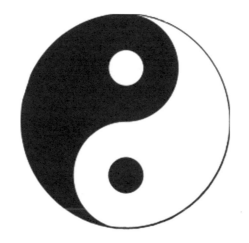

圖13　太極圖

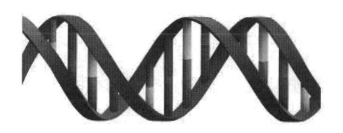

圖14　DNA

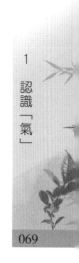

會和黑洞一樣會吸收所有能量，右旋轉與白洞一樣
放出能量。我們可以透過Ｏ環測試簡單的驗證上述
這種現象的存在。透過這種原理從未修煉的凡人也
能向對方行使影響力。

　　比如手術人員如果直接將手放在手術患者的患

處，並繼續右旋轉，會增加患者的活力加快治癒速度。相反如果是左旋轉，患者的氣運會減弱。也有很多利用該原理的自然醫學治療設備；雖然原理很簡單，但如果好好應用，應該能製造很多有助於人類的裝置。

我記得小時候肚子疼的時候，奶奶或其他的大人以順時針方向揉肚子，會感覺疼痛有緩解，當時覺得很神奇。現在想來，正與此原理不謀而合。

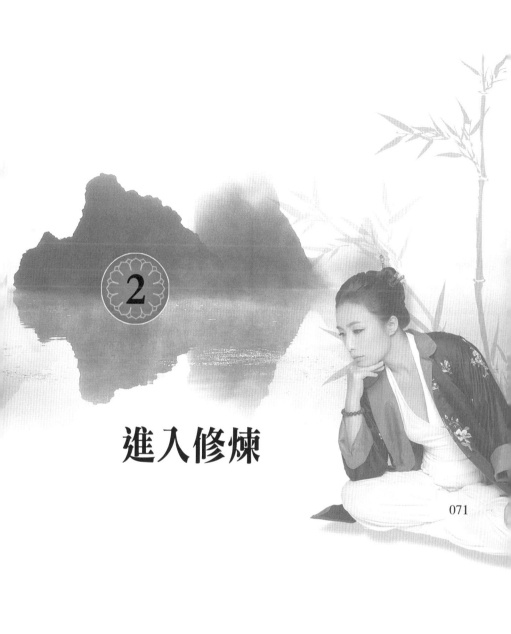

2

進入修煉

2.1 氣和中脈／強化中脈

人體各部位有各種氣中心，各自執行著獨特的任務。尤其是位於頭頂中心部位的百會穴，一直延伸到肛門會陰穴的巨大氣通道。與脊椎平行的這一管路（經絡）是被叫做中脈（*shushumna*）的能量輸送線。修煉氣功時之所以強調後背的豎直，也是因為豎直後背有利於通氣。

此脊椎線為事實上的生命腦，我們通常認為的頭「腦」，其實是根據脊椎腦的需要在後期變形和進化的知覺腦。

在瑜伽中對氣的運轉是透過脈絡或路徑解釋的。人體擁有35000～72000個脈。

其中最重要的三個脈（*左脈、右脈、中脈：ida, pingala, shushumna*）沿著脊椎流動，而其中位於中部的中脈最重要。

花郎心法也非常重視中脈。可以說是在人體內的氣脈中最粗的管道。

只要此管道中流通強有力的氣，人體其他部位的各個小脈都會被中央線的強大氣能量自行開通和

強化。

　據信中脈和脊椎骨幾乎相同，對中脈管道的強化與脊椎自身傳導體具有很深的關聯。

　不斷發展脊椎線的傳導體，將其從高傳導體發展成超傳導體時，人體就會引起反重力作用懸浮於空中，也可以一瞬間從宇宙引入無限元氣，並轉化為強大的力量。

　如圖所示，脊椎線的傳導體化越大，其周圍人體臟器的能量就越擴張，同時，此人的身心和命運能量就會被挖掘。

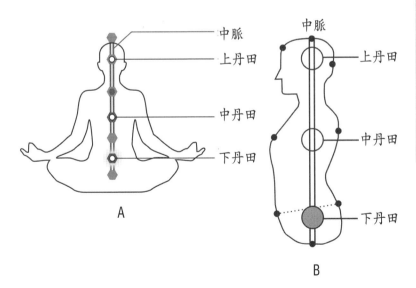

A

B

圖15

2.2 丹田和經脈的開穴

花郎心法的修煉，不認為各個丹田的開穴過程很難。因為，只要身體的主人把意志集中於丹田，丹田就會接收其資訊和信號，自行開穴和發展，這本身就是人體機能。

人的能力挖掘在於聚氣，只要聚氣，聚過來的氣就會反覆通過經脈並強化它，這也是超能力的基礎。

眾所周知，人體內的經脈是電磁傳導體，宇宙也是電磁傳導體，所以，當外部強大的宇宙能量引入到人體時，人體的電磁回路就會與宇宙的電磁回路相互作用，引發急劇的變化。

花郎心法一開始就向修煉者灌輸中脈的存在。認識到自身體內中脈的存在，且對其進行的傳導體化，可對超能力的開發和強化起著決定性作用，可使修煉者將意念力更好的集中起來。此時，如果更高境界的能力者直接為初學者的經脈和丹田開穴，效果會更佳。

某些冥想修煉者，可能會認為透過自身的修煉

流通氣經脈是最理想的能力開發管道。但透過這種方式，在短暫的人生中努力一輩子也未必能達到高手的境界。可以說是概率極小的事情。

這很好的解釋了，為什麼有那麼多的氣功修煉團體，但很少有突出的高手存在的原因。

有名的大氣功師中，大部分都是由高境界的師父直接參與過經脈和丹田的開穴。

人體是傳導體，是組成電磁性的元氣體系。如新聞所報導那樣，被雷擊後第二天，突然擁有超能力的情形也與此類似。

當外部的超大能量，偶然進入人體的同時，未破壞人體細胞或生命維持體系，而只是流入經脈，並急速改變中脈和各部位的脈輪之後，產生的超能力現象。

氣功治療不僅讓患者的病情好轉，還會出現各種超能力現象，其原理就是筆者透過手中放射的強力波動，促進了人體內元氣中心的氣循環。

這與反覆接觸磁鐵的鐵釘呈現出的磁性原理相同。

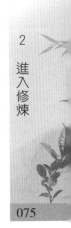

2.3 花郎心法的修煉效果

透過氣，修煉開發能力的方法很簡單。超能力的源泉就是氣，只要氣充足，就能自己挖掘出超能力。所以向自己體內蓄氣是唯一的方法。蓄氣的修煉有多種方法，花郎心法就是其中之一。

（1）洞察力的提高

可瞬間感知在平時無法知道的所有現象，其背後隱藏著的問題核心和未顯露出的原理。

由此，對未預測到的突發狀況的瞬間，理解力及應對能力加強。這是作為領導人在任何領域必須具備的基本資質。

（2）預知能力的挖掘

每個人或多或少具備未來感知能力。修煉達到一定程度之後，這方面的能力將會顯著提高，可本能地感知周圍或社會即將發生的事情。

例如，假設駕車行駛在高速公路，本應在前方1公里處發生致命事故，而很多因事故導致的狀況時時刻刻進入腦海，那麼，大家就可以從直覺中感知到某種的危機信號。

如果，感知到這種危險信號之後迂迴道路行進或透過其他方法修改路線，本應發生的事故就像喪失導火線的炸彈，失去爆炸能力。即，什麼都不會發生。除此之外，透過預測能力的提升，獲得的好處不計其數。

（3）透視力的開發

修煉境界提高之後，可淺層感知到人體外部的臟器，可看到自己或其他人的手中發出的氣。

（4）地氣的感知

透過包括手的全身，及時感知到某個區域中上升的地氣，並找出氣的根源或氣的聚集地。可在很小的誤差範圍內感知到地下的水脈和礦物質的存在及範圍，從風水地理的觀點判斷出風水的好壞。

而且，可在外部看出身體的內部狀態。

（5）疾病治癒能力的挖掘

修煉達到一定程度之後，不僅可以治療自身的老毛病，也可治療其他人的病。一般的病可透過氣的投射治癒，而屬於難治病的成人病、癌症、愛滋病等也可由經脈的強力流通和向患處大量注入外部能量，大步提升患者本身的恢復能力。

對於現代氣功來說，癌症、白血病、糖尿病、

老年癡呆等不再是不治之症。

（6）能力的強化和發揮

透過花郎心法的修煉，可具備在自身所處的領域發揮最好的業務能力，對任何困難的新業務也在短時間內強化集中力，解決問題的能力。

（7）超念力的傳遞和影響力的行使

可不受空間限制向遠方的他人行使影響力。這種超念力的超空間性，可治療遠方的患者，也可在發生突發問題或對人關係惡化時，按照自己的願望改變或改善狀況。

但需要銘記的是，這種能力只能用於善事，否則將會得到4倍以上的懲罰。

（8）物質內封印念力

可對物質產生影響力，可將自己的高層次念力封印到任何物質內。這種封印力可改變現有的狀況發展趨勢，在突發狀況中，立即發揮作用的神秘的力量。

例如，如果將此力量封印到家人的汽車中，那麼，即便發生大型事故，車內的家人也不會受到傷害，而一般的小事故可完全被預防。

在家中或公司封印此力量，可使家庭內部和

睦、繁榮並預防安全事故，而工作也會非常順利。

另外，此力量封印到棒球，可提升經濟能力，也可應用在多種領域。

如果在身上粘貼封印此力量的封條（Seal）就可起到治療疾病和緩解疼痛的效果。

（9）能力的傳授

透過花郎心法可將強化的自身能力傳授給特定的個人。按照自己的意願開發和強化一個人的超能力。

往正確的方向引導青少年，此能力隨著個人的想法，其應用範圍也非常廣泛。

2.4 氣功能力者是什麼樣的境界？

我們周圍有很多所謂的「氣功大師」，但一般人很難區分出這些氣功師們的能力，因為他們不會表現出他們的能力。反正說的是眼睛看不見的氣，所以只能簡單地相信。

那麼，下面要告訴大家怎樣區別真正的氣功能力者。

第一，應具備超越空間的氣能量。無論距離多

遠，也可在短時間的達到目的的強大氣能量。

　　第二，可以發出遵循波動論的高層次能量，這樣才能治療疑難病或用於其他多種目的。

　　第三，向普通的物體封印超念力，並產生符合其用途現象的能力。可向水、金屬、紙張等任何物質封印氣力並在合適的位置立即發揮此力量。

　　第四，發揮出將平凡的修煉者在短時間內培養成能力者的能力傳授力量。

　　最少滿足這種程度條件的氣功師，才可以分類為一流氣功師。

2.5 靜坐的姿勢

　　花郎心法可使用任何姿勢修煉。躺著、站著或走著都可以修煉。至於，最基本的姿勢，與大部分的修煉法一樣也是靜坐。

　　這類靜坐姿勢很多，但這裡只介紹半跏趺坐，結跏趺坐（只介紹幾種姿勢）。修煉者在掌握基本姿勢之後，應在躺著、坐著、站著和走路等日常生活中任何動作中應用到。

　　靜坐姿勢可按如下做：

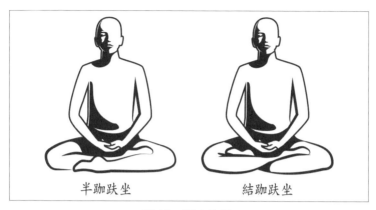

半跏趺坐　　　　　　　　結跏趺坐

圖16　靜坐姿勢

　　—— 坐墊子之前將墊子的後半部折疊，或把另一個墊子堆放在墊子的後半部，使坐姿狀態下的屁股的後端增高一些。

　　當然，直接坐在墊子或地板上也無妨。

　　—— 清晨時段因身體僵硬，即便是熟練者也不易做出靜坐姿勢，所以先進行輕度的伸展操活動腿部、腰部的關節和肌肉之後再靜坐為益。

　　—— 通常靜坐時採取雙腿平行疊加的半跏趺坐姿勢為主。半跏趺坐具有在修煉當中腿部酸痛或腰部不便時，雙腿交叉換位，放鬆肌肉的優點。但存在姿勢向一方傾斜的缺點，所以最好坐在墊子上。筆者推薦半跏趺坐的姿勢。

　　—— 還有就是完全將雙腿交叉的結跏趺坐。根

據哪隻腳位於上方或手的位置，分多個名稱。在佛家左腳位於右腿上方就叫做如意坐，相反時叫做金剛坐，手的位置和模樣叫做手印，以此表示不同境界的修行程度。

通常結跏趺坐中先把左腳放在右腿上之後，再把右腳放在左腿上面。

——至於手部的姿勢，如果是男性，右手掌心朝上放在右手掌心上面，且兩隻手的拇指尖輕輕地對接，並把手指稍微展開使其通氣，胳膊放到下腹部位置。

如果是女性則與其相反。至於，左右手中那隻手位於上方，不是很重要。如果左手掌心從下面保住右手，則右手掌心因無法蒸發水分而出汗。此時要更換手的位置。

或者伸開雙臂並將兩隻手心朝上放在大腿上面，或攥緊拳頭置於大腿末端。

——靜坐時眉間的印堂和鼻尖，肚臍處在一個直線上，稍微低頭收住下巴。尤其將脊椎豎直很重要，將腰部的背面向前，即向肚臍方向稍微頂一下。此時小肚稍微向前凸出，同時自然地向丹田加壓。脊椎垂直時，從地球中心發出的地球引力沿著

脊椎向外延伸。

修煉者始終要意識到地球的中心，如果脊椎不能豎起，呼吸修煉的縮脈或冥想修行的中脈，將會從延長線脫離影像修煉效果。

──還有躺著修煉的臥功。雖然不需要支撐體重，有利於緩解身體的緊張保持心態的穩定，但對於初學者除了氣感修煉時的鬆弛法之外，不推薦此修煉姿勢。

首先，眼睛有完全閉眼和半閉眼兩種情形。完全閉眼時，因完全阻斷光纖，所以有利於內關。半閉眼時，可模糊注視前方約 1.5 公尺左右的地板，可防止犯睏。

此時應把地板收拾乾淨，以免混淆視覺。

修煉的初期階段推薦完全閉眼。眼睛為心靈視窗，只要稍微睜開就會把外面的混雜傳遞到心靈。還有注視鼻尖或前方地板的行為也不值得提倡。

因為視線到哪兒，心就向哪兒，應在閉眼狀態下始終內關。到達相當境界的修煉者，是不會受到視線的影響。他們的眼睛隨著全身的鬆弛，自覺地半睜開無焦點地固定在懸空，心靈照樣釘固在深度地冥想狀態。

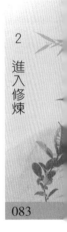

2.6 獲得氣感

氣通常被認為無法看到和感知到的。當然，有些人可以看到氣，但很難讓初學者理解或體驗到為什麼會被看到。

對於初學者，透過皮膚感覺氣更為重要。像拿著一個網球似的將兩隻手對著張開，並把精神集中在手心中，此時可以在兩隻手之間感覺到某種東西。這個動作做到一段時間之後，就會產生像磁鐵一樣吸引的感覺，或手上通電、變暖、吹涼風等感覺。有時還能感覺到螞蟻在爬。其中，獲得何種感覺，取決於個人狀況，無法限定在某一種感覺。

總之，實際感受到無法用眼睛看到的活動的東西，是氣功修煉必須經過的過程。為此要仔細觀察身上發生的細微變化。

此時產生的感覺就是氣感。認識到修煉者自身產生的變化，是獲得氣感的第一階段。

從這種角度，氣感就是意識貫通於自身的感受。

2.7 鬆弛法

要感受到氣就必須先鬆弛身心的緊張。在身心鬆弛的狀態下很容易感受到氣，但身體僵硬的狀態下很難感受氣，也就很難進入冥想狀態。

鬆弛身體的方法有兩種：

一個是伸懶腰式的，將身子的肌肉用力伸展之後，突然進行鬆弛，使緊張的身體變得鬆弛。在身體的各部位交叉進行緊張和鬆弛活動，放鬆身體的方法。

另一個抖動運動。反覆做一些簡單的動作，就可以鬆弛肌肉。如要緩解肩膀的緊張，就放鬆雙臂並前後搖擺數十次即可。

要鬆弛腰部的緊張，就輕輕地抖動上半身。還有一個重點，是在修煉，不是無條件的鬆弛。

如果過度鬆弛身體，那麼身心都會瓦解。重要的是，在鬆弛的同時也要保持一定程度的緊張。即保留對意識和身體的最小限度的緊張的同時，卸掉不必要的力量。透過鬆弛法的熟練，平時生活中的姿勢和身體移動都會帶來很大的變化。

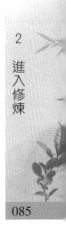

在安靜的房間以舒服的姿勢平躺，以緩解緊張。首先從頭頂到額頭施加緊張感，在心中數5之後一瞬間放鬆。爾後是對臉部施加緊張感，並在數到5時突然放鬆。此時臉部的肌肉只需微小就可以鬆弛。之後是從脖子順著身體的正面向胸部、腹部依次向下，一直到胳膊和腿部都使用同樣的方法緩解緊張。

在此過程中，我們的心理如果同時想像身體的鬆弛，就會更利於鬆弛。此時，不是要求身體鬆弛，而是向身體告知身體已經鬆弛。這類似於透過念力彎曲勺子的人，事先想起已經彎曲的勺子的原理。

2.8 意念的呼吸法

這次讓我們學習在心中想著特定畫面呼吸的方法。先靜坐，並將腰部向前彎曲之後，雙臂向前伸展。之後一邊想像將體內的濁氣徹底地排出體外，一邊大口呼吸。

在擺正姿勢輕輕吸一口之後，一邊往前低頭，一邊呼氣。然後，頭往後仰的同時吸氣，這時想像著吸入的空氣進入大腦，變成亮白色乾淨地清洗腦

部的各個角落，而向前傾斜頭部時，清洗的濁氣隨著呼氣向外排出。

以上動作反覆十次左右。此方法對頭腦的清晰和緩解緊張非常有效。

在此，想像吸入的空氣直接經過腦部沿著脊椎向下。熟悉這種意念修煉後，每次呼吸時氣都會向下運轉，此時，長時間保持靜坐姿勢引發的腰痛將會消失，甚至感覺到溫暖的氣息。而且，脊椎變得更軟更容易活動。

2.9 站椿功

站椿功的站是「呆呆站立」的意思，椿表示「木椿」。站椿就是就像打進地裡的木椿一樣，穩固的站著修煉的方法。

因要站立狀態下進入冥想，故被稱為立禪。

站椿功是非常有助於氣感的修煉。什麼都不做只保持一種姿勢，是非常困難的事情。但一旦做好姿勢享受氣感，那麼站椿功就會變成期待著的愉快的修煉。

基本姿勢為大腿稍微彎曲，雙腳張開並平行站

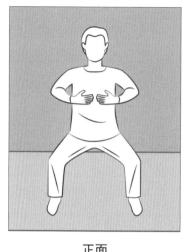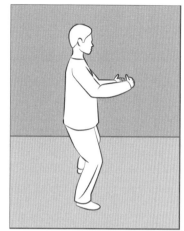

正面　　　　　　　　　側面

圖17　站椿功

立，同時雙手做出抱著巨大球狀物的姿勢。此時雙
腿稍微向裡收，就像大腿之間夾著一個球。還要做
出雙臂和胸部之間夾著球的動作，此時，胸部稍微
縮緊。而手掌做出圓形手勢，就像抓住小球的動
作。

　　做這個動作時，雙臂抬起的同時，胳膊肘不能
僵硬，在熟練之前肩部肯定很累，長時間抬著胳膊
非常痛苦。但一開始的5分鐘，逐漸增加到10分
鐘，最終可輕鬆保持30分鐘的姿勢。

　　一旦身體熟悉這個姿勢，為保持這個姿勢所需

力量之外的部分就會減少。通常我們在做某種動作時會用到多餘的力氣。當省下這些多餘的力量時，擺姿勢就會更加輕鬆。

也就是說，當抬起胳膊時胳膊和肩膀的肌肉都會用力。但仔細一看，其實是肩胛骨裡側腋窩處的肌肉在支撐著胳膊並受到要不和腿部肌肉的輔助。所以，胳膊本身不必發力，只需全身均衡中產生的力量就可以支撐胳膊。

站樁功的特點是模仿樹，支撐身軀的雙腿中的氣流與地下連接，彷彿雙腳深深紮入地底，只有這樣，站樁才會輕鬆。

這時脖子要豎起來，頭頂朝著天空，擺出樹狀。而雙臂就像樹枝一樣張開，使全身處於啟動狀態，能夠感受到從地下吸入樹液般的清新。

站樁功的修煉與室內相比，在室外的叢林或山上做更有效。透過把我們植入到叢林中感受到樹木之間相互依賴的共生關係。

另外介紹一下可在野外進行的日月修煉。這是透過站樁功的姿勢採吸日月之氣的方法。此修煉最重要的是修煉時間，推薦在農曆十五，月落日出的清晨寅時進行，即凌晨3～5點之間，快要升起的太

陽和還未消失的月亮碰面的時機，是效果最佳的修煉時間。

　　這時望著東邊修煉站樁功，用意念吸入太陽和月亮的氣即可。即便不是農曆十五，只要是在寅時修煉，效果都非常好。

氣功大師 揭示如何實現你想要的一切

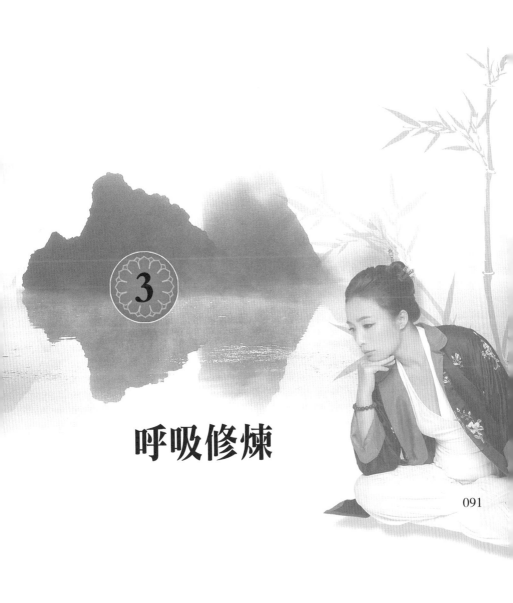

3

呼吸修煉

3.1 丹田的位置

　　首先明確丹田的意思很重要。丹田是指丹的田，即丹的田地的意思。所以不是指特定的一個點火穴。呼吸修煉中丹田是指上中下三個丹田，其中下丹田最重要，並作為基本的位置。通常指的丹田就是下丹田，在此也相同。

　　對於丹田的位置有許多看法。從肚臍向下兩寸或兩寸半或四隻手指幅寬的距離等多種說法。

　　將肚臍下部兩寸部位作為丹田修煉的初學者，有很多人感到消化不好、脹肚、心窩疼痛等困擾。有經驗的呼吸修煉者，會指導初學者將丹田的位置指向再往下的脊椎位置。就像熬藥需要鍋一樣，呼吸修煉中肚臍下面的整個腹部都會成為鍋，鍋中含有保存著先天之精的丹田。

　　透過食物中獲取的後天之精的力量，深呼吸時空氣中的外氣就會到達丹田與先天之精結合。

　　如果把肚臍下面的下腹部稱作鍋，放入鍋中的藥材，即內容物本身因自身重量位於底部，而被氣化之後上升的通道又是脊椎，所以丹田的位置應該

是從肚臍向下四隻或四隻半幅寬，並接近脊椎的部位，這在理論上更符合正確的答案。

但丹和丹田都是一種觀念。所以每個人或其修煉的境界不同，丹田的位置和範圍都會有差異。

血壓高的修煉者，應把丹田指向最底部，而血壓低的人指向的位置要稍微高一些。還有，心情浮躁不能靜心時，需要指向更低的位置，如果實在沒有效果，甚至可以指向腳底。

尤其是月經期的女性，需要穩定位於胸部的中丹田。所以正確指向「丹田的位置」是不可能的。

3.2　吐故納新

解剖學上作為中心的呼吸器官當然是肺。但呼吸修煉中的肺，只是將空氣中的物質要素氧氣、氮氣等混合氣體吸入之後與二氧化碳交換的地方。

非物質的氣，透過血液經過腹部到達丹田。但不是所有的人均適用這種過程。只有掌握呼吸修煉的原理，將精神正確地固定到丹田，才能把空氣中的氣聚於丹田。即心才是外氣貫通身體到達丹田的能量之源。

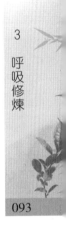

呼吸修煉中最重要的一點是，盡可能呼吸大量空氣。只有呼吸大量空氣，丹田才能收集更多的氣。此時的核心是呼氣而非吸氣。

呼氣時，應將小肚往後背擠，將丹田內的空氣擠空；而吸氣時，向後背收縮的小肚復原的同時，自然的吸氣。

為了吸入盡可能多的空氣，要完全呼出之前吸入的空氣。這與擠乾淨牙膏同一原理。

有些初學者為了吸入更多的空氣，使小肚過度的膨脹，這只能讓上腹部，甚至胸部緊張並引發慢性腹痛或消化不良。如果這種情況持續，小肚就會突出或血壓變高。

《莊子・刻意》：「吹呴呼吸，吐故納新。」真正的呼吸修煉，應本著將新陳代謝過程中，產生的毒素污染的毒氣排出去，並補充新鮮氣的想法進行修煉。這就是吐故納新。

蠕動小肚將空氣完全排出之後自然地吸入，此時精神未離開丹田，就可以說呼吸修煉正常進行。

3.3 呼吸修煉不恰當的情形

呼吸修煉不是對所有人都有好處。肺炎或肺結核患者、需要手術的癌症患者、重症高血壓或低血壓患者、被感染細菌或病毒的急需治療的傳染病患者，修煉之前應接受醫院的治療。

有時能看到一些癌末期重症患者，抱著希望進行呼吸修煉之後，最終失敗的情形。所以，呼吸修煉往往被評價為沒有效果的修煉。

呼吸修煉要達到治病的效果，需要 6 個月以上，1 年程度的不懈修煉。所以急性病症患者，需要在醫院治療完之後才可以開始修煉。

呼吸修煉的治病效果，是透過提升克服壓力的毅力穩定心情、調和自律神經，使慢性的身心缺陷正常化的過程中實現。

所以應根據自身的體質，合理地不懈地堅持，在不經意之間，會發現你已經練出抵抗環境污染和疾病的體質。

外氣治療中透過向患者體內注入多餘的氣，進行治療是事實。但是，在這之前患者應有接收這種

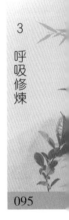

治療的姿態。

　　對於氣完全無知的患者，即便進行治療也沒有效果。最好的辦法是初步地教會呼吸修煉，使其掌握處理自身疾病的能力，之後再進行外氣治療，效果會很好。

3.4　由數數入定的方法／數息觀

　　數息觀在印度是安那般那（ānāpānasati），為佛陀教導禪定修行法之一。「數」，指數數字，「息」，即個人鼻息、氣息。修數息觀，是將心念靠在氣息與數字上，藉以停止心念的遷流與昏闇。

　　坐禪中行使的數息觀廣泛用於氣功修煉，下面介紹這個方法。

　　靜坐自然呼吸的狀態下，跟隨每次呼和吸從1到數到10，之後再反覆從1開始數。

　　也就是說，吸氣時數1，呼氣時數2，吸氣時數3，呼氣時數4即可。數到10就重新回到1開始。此時精神應集中到下丹田。

　　這樣做的目的是，讓負責理性和邏輯的左腦保持最小限度活動。因為，如果完全停止左腦的功能

並進入意念修煉，反而會讓意識模糊。一旦停止左腦的功能，就等於進入睡眠狀態。為了防止這種現象並保持清醒狀態，不能完全停止左腦的功能。

但也不能讓左腦過度活躍，這會抑制意念活動。所以，左腦的功能只限制在數數的程度。數息觀呼吸和意識的同步是有目的的，但進一步說是對身體和意識進行同步的方法。如此反覆，到了某一瞬間，意識就會深深吸入，身心消失的同時，感受到充滿氣感的感覺。

第一次感受這些時會非常朦朧而奧妙，這就是精神統一的體驗狀態，叫做入定。當然，這時候可以停止數數，維持著入定後的身體和意識，並託付給內心即可。

對這一階段熟悉時就無需再數數，只要對某一處集中精神就可以容易地進入入定狀態。在這裡要強調的是，進入入定狀態後，體內積蓄的很多濁氣都會釋放出來。意識進入入定狀態之後，再出來時眼睛就會更加明亮，身心更加清爽漂移。

但作為其副產物的濁氣，可能會對同一空間的其他人造成不好的影響。所以，請儘量在安靜而清閒的屋內，開著門或窗戶之後修煉。

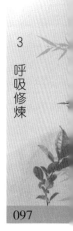

3.5 氣功修煉的副作用

偶爾能聽到有些人因修煉氣功，他的身體變得更差。

那是因為未採用正確的氣功修煉方法而發生肩膀疼痛、身體不適或大腿受傷的情形。

當然，這些現象是大部分氣功修煉者在修煉過程中伴隨的現象，但重要的是，不能在未充分理解的前提下隨意修煉。

還有因過度修煉產生的副作用，氣功修煉的顯著效果很難在短時間內產生。所以，不能不顧休息而過度修煉。例如，只有熟練狀態下才能感知到經絡中氣的移動。但有些患者，出於快速治療病症的目的，過度糟蹋身體之後，反而惡化了病症。

初期應保持平常心修煉氣功。還有一個副作用是，如果在身體未完全放鬆或苦惱未解決的狀態下修煉，就會引起幻覺，有人對此稱作靈性障礙。不管怎樣，這不僅引起幻覺，還因大批能量聚集，頭腦可能會受到傷害。這是因為在隨意讀取氣功修煉書和未完全鬆弛、意識控制和調節狀態下急於集中

精神引起的。

　　集中精神時產生的能量很大，而身心還未做好接收準備的狀態下，大量能量聚集大腦而產生的現象。氣功修煉中防止副作用的最好的方法，是認真不懈地進行基礎的修煉。

3.6　氣功修煉的副作用現象

（1）內氣不停止

　　氣就像沉重的帽子壓著頭部，身體各個部位不適，心情不快或熱流匯出流竄的感覺。

（2）自發功無法停止

　　發生無法用意識控制的動作，向停止也不行。

（3）走火

　　「走火」是屬於生理上的問題，是方法錯誤或練功中出差錯叫「走火」。狹義的解釋是因呼吸的強度過大體內的氣處於失衡狀態，使氣從頭頂噴出或無法控制氣的循環。

（4）入魔

　　「入魔」是思想行為偏差，或在習練靜坐，放空時出元神，產生了幻視、幻聽、幻想等，行為無

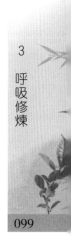

法控制自主，講話顛三倒四。狹義的解釋是在修煉過程中產生的幻覺，有雜念時勉強入定時產生。

（5）在初學者身上出現副作用的原因

①只參照書籍不合理的修煉情形。

②不合理的修煉不適合體制和病症的修煉法。

③修煉中被某種事情驚嚇或收到強刺激的情形。

④為了儘快獲得效果，心急或過度修煉的情形。

⑤過於集中精神導致更緊張的情形。

⑥把幻覺症狀視作功力的表現，喜歡或有意追求的情形。

⑦在惡劣環境修煉的情形。

（6）氣功修煉的正常反應和異常反應

【正常反應】

①心情穩定而放鬆。

②睡好覺之後心情舒暢。

③無心與他人吵架，逐漸減少對瑣事的計較和神經質的反應。

④消化好，便秘消失。

⑤手和腳變暖。很多人都是從腳開始變暖，但也有手腳同時變暖的情形。

⑥嘴裡分泌很多口水，有時甚至留到嘴外。

⑦修煉完之後，會有一種走在雲梯的感覺。

⑧感覺身體輕鬆，心情沉著，腰部、下腹部和手腳的溫熱感。

⑨出一些汗，但很舒服。修煉中感覺螞蟻在皮膚上螞蟻爬來爬。

【異常反應】（這種情形下必須找出原因修整）

①上腹部脹肚，消化不良。

②經常頭疼，失眠，神經敏感。

③嘴乾舌燥。

3.7　誘發修煉

花郎心法修煉中最重要的一點是，指導者在修煉者的初期階段直接介入。

這就是誘發修煉，即高境界的指導者直接對修煉者的氣經脈進行開穴的過程。

以這種方式說明初學者儘量不經過副作用快速向下一階段成長。

對於氣的發功方法，中國式的修煉是透過放鬆精神的狀態，即腦波進入中段阿爾法波（10Hz 左右）狀態之後發功，但做到這一點不容易。所以，

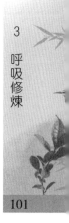

用這種方法獲得發出強大外氣的能力很難。中國式修煉和花郎心法之間的最大差異在此。

　　花郎心法不同於中國式修煉方法中，進入阿爾法波狀態之後再發射外氣，而是在發射外氣的那一瞬間就已經進入阿爾法波狀態的節制而有效的修煉方式。

　　透過花郎心法的修煉法，90%以上的修煉者都會擁有外氣發射能力，100天左右就可具備強大的發功能力。

　　花郎心法的修煉方法不僅科學和合理，還因師父積極介入中脈的開穴而變得更安全，且完成度更高。

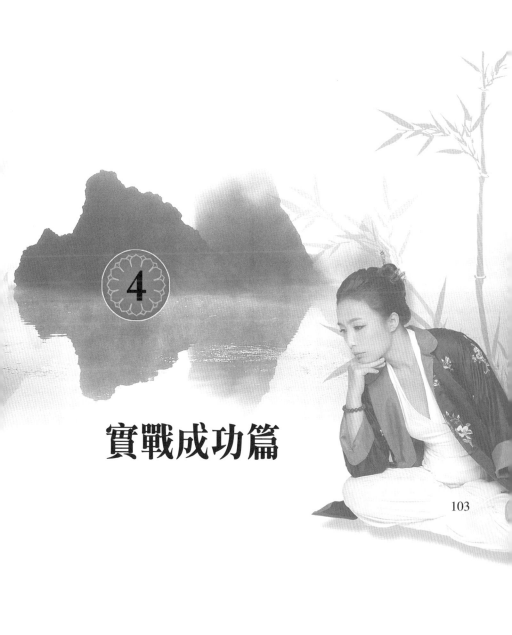

4

實戰成功篇

4.1 韓國射箭隊

韓國的射箭隊已透過奧運會揚名內外，是全世界最強的射箭隊。連霸32年的滋味，估計只有韓國女子射箭隊懂得。好像十幾年除了金牌外，沒換過其他顏色。

為了打破韓國的壟斷地位，國際射箭協會嘗試修改過很多的競技方式，但始終無法打破韓國隊的壟斷局面。而且，隨著很多韓國射箭隊出身的教練前往世界各地，逐漸成為韓國技術對抗韓國技術的競爭結構。

由此，很能理解進入韓國國家隊比在國際比賽中拿到金牌更難的說法。

與射擊類似的需要高度集中力的射箭，是一項代表性的精神運動。當然，也不能完全忽略體能。

不僅需要每一箭發射時的集中力，而且還要具備連續呈現這種集中力所需的體能。

他們的訓練中不僅用到分析選手成績和記錄的最尖端的科技手段，也會運用所有可集中精神力的手段。

選手們在實際比賽中最必要的是膽量。只有強化膽量才能減少失誤，減少失誤才能在一箭定勝負的賽場上獲得高成績。所以在蹦極、空運部隊、特種兵訓練場中訓練這些選手；也在觀眾喧嘩的自行車賽場或賽艇場訓練。甚至在棒球場那種響徹觀眾吼聲的地方進行訓練。

所以，韓國隊的訓練非常出名，已有其他國家模仿。其方式也特別，其中，包括在衣服中放進活跳跳的蛇訓練；助教們裝扮成鬼，暗夜跳出來嚇人以便克服恐懼的訓練等。

而且，在靶子上只留下黃心部分（10分和9分）之後訓練，意謂沒射出9分以上，就算「脫靶」；甚至教練站在靶子旁邊讓選手射箭的極端訓練方式。有時為應對惡劣天氣，寒冷的冬天也只穿一件短袖訓練。

韓國射箭選手的高強度精神訓練中，不可缺少的就是氣功修煉，丹田呼吸和冥想。選手們透過精神修煉掌握掌控情緒的方法，以便在任何狀況都處於身心穩定、緊張緩解的阿爾法波和 θ 波狀態，以此在實戰中發揮最佳的實力。

這種修煉方法，對處於極度壓力下的應試者或

業績壓力大的銷售人員，需要做出重大決定的高層管理者都非常有用。

4.2 堅信

　　地球上存在的所有成功學的基本是「堅信」。強烈的「願望」可能不會如願，但自己「確信」的肯定會實現。

　　願望深處潛在著連自己都沒能意識到的各種不可能的前置因素。而以強大的信念支撐的「確信」中，不存在任何潛在意識中的不可能因素。

　　對東西方的很多偉人影響甚多的中國古代的兵法書《孫子兵法》中，有一句話叫「破釜沉舟」。這句話講述了項羽為了進攻秦國，帶著楚軍親自出兵的故事。當時，過江後的項羽下令砸鍋（破斧），沉船（沉舟），燒掉營帳之後，只配發了三天份的食物，以示必死的戰鬥意志，斷了後路的士兵拼命地突進，經過9次戰鬥之後終獲大勝。

　　只有以背水一戰的心態集中精神，並對此堅信不疑，才不會失敗。

　　現在這一瞬間想著你最想實現的事情，並在潛

氣功大師 揭示如何實現你想要的一切

在意識中注入我肯定能實現的想法。並想著為了這個事情自己需要做的事情。也許不能立即解決，但只要迫切的想要，即便是夢中也可以獲得答案。

我們的潛在意識擁有不知不覺中將我們引導到目標的能量。在這種潛在意識中栽種「我能做到」的絕對信念。

古希臘北部馬其頓國王亞歷山大大帝（*Alexander the Great*）僅33歲的年紀就創造出建立世界帝國的神話。他的短暫人生全部由戰爭和領土擴張組成，在戰場上從沒有嘗過敗績。

那麼，他是怎麼征服世界又變成英雄呢？那就是不知畏懼的絕對執念，著了魔的鬥志和他的永不知足的征服慾等。

打勝仗需要想很多辦法，但亞歷山大選擇的不是動腦子的戰役，而是對下定決心的戰鬥孤注一擲地精神，不管戰役多麼艱險，只要具備自己希望的事情和「一定要做到」的想法，我們肯定能找到實現這種希望的方法。

不管狀況多難，懷揣確信推進的事情才能實現，否則，即便努力也不會成功。這種堅定的信念成就了亞歷山大大帝。

在人生路上成功的秘訣是，對某種事情的迫切心情。想要成功的人，必須在內心放置成功。對自身的成功賦予自豪感也很重要，一定要擁有如果不是我，是不會成功的想法。要把所有對自己身上發生的事情看做是對我今天成就的準備。為了成功一定要時時刻刻向本人的意識中反覆灌輸這種想法。

4.3 透過發呆成功的 3 階段

發呆竟也能成為比賽項目！始於韓國的「國際發呆大會」第二屆大會於 2015 年在北京舉辦，而其越來越受歡迎。

2017 年 12 月 10 日發呆比賽首次在台灣舉行，許多參賽者精心打扮造型，坐在台北松菸廣場上曬著太陽發呆，精神發空，不管周圍吵雜的聲音和人來人往的干擾。

以放鬆現代人的頭腦為宗旨的發呆大會，是比賽誰能克服無聊和犯困，不做任何事情堅持更長時間。使用心率表測量到最後為止，能夠保持穩定狀態的人成為冠軍。即便沒有專門的獎金，只是頒發一個獎盃，但還是很多人申請參加。看來，確實有很多人

因 Burnout Syndrome 受到困擾。

Burnout Syudrome 就是俗稱的「倦怠症」，亦稱為「過勞」、「身心俱疲症侯群」，其症狀可分為三大類，分別是身心過於狂躁、感覺工作挑戰不足、感覺疲憊。

那麼，下面講一下這種倦怠的人，透過這種發呆成功的方法。

第一階段是凝視著光發呆

挖掘出人的無限意識（全能的力量／我內心的神聖）的方法有多種。其中最簡單且容易的方法是光的凝視。這也是為什麼東方的修行中有很多凝視著蠟燭燈的原因。

在電燈的照明下玻璃碗或瓷器盤的表面會有發光的部分。當凝視著其中的一處，就會進入無任何想法的發呆的狀態。以這種狀態鬆弛身心之後請回憶一下過去的幸福瞬間。想起被別人稱讚的事情，在幼稚園賽跑中獲得第一名成就的事情。這世上的任何人都有過只屬於自己的成就瞬間，透過回憶這些喜悅的瞬間，記住自己的出色的能力，而事情的大小無關緊要。

第二階段是確立堅定的目標

實際上，如果看一下周邊的人，令人吃驚的發現，很多人都沒有目標。不是說遙遠的夢想，而是那種想起這個事情就讓人鬥志昂揚，雙拳緊握的那種，或者是想起初戀情人似的那種激動的目標。必須擁有激發我們內心熱情的明確而具體的目標。

無論年齡的大小，從現在開始，只要確立自己真正想要的目標，身心的能量就會從那一瞬間開始急劇變化。

第三階段是結合第一和第二階段之後不斷反覆的過程

只要有時間就凝視著反射的光線發呆並緩解身心的緊張，這麼坐著4～5分鐘，就會逐漸進入發呆的狀態。此時靜靜地想著自己真正需要的目標，無需緊張。

只要在發呆的狀態下想著目標即可。最後階段再想像一下作為成功者滿懷喜悅的自己的樣子。

每天抽出一定時間反覆的進行這種想像訓練。長此以往，這種訓練就會變成習慣，這種習慣會讓你變得很強大。

當然，有些人會問精疲力竭地努力也不能保證

成功，而透過這種發呆空想能成功嗎？但就像望著天空的星星展開空想的翅膀，看著閃爍的光想像的人，一定能發揮超能力獲得成功的，因為這就是宇宙規律。

4.4 站在法庭的足球運動員

擋住我們成功路的最大障礙就是我們自己。自己確立某種目標之後，因「這太難，我肯定做不到」，因多種阻礙或現實原因這對我是「不可能的事情」等想法，主動放棄的事情有很多。

下面講一個非常有趣的故事。

這是關於一名韓國足球運動員的故事。韓國足球運動員中有一名叫做李重宰的選手。從高中時期開始就顯露出對足球的天賦，帶著不是很出色的球隊獲得了冠軍，也獲得過MVP榮譽。所以，以體育特長生進入位於首爾的重點大學。

雖然進入重點大學，其學生時代除了足球之外未經歷過其他東西，尤其是對學習是完全放棄的狀態。甚至有一次，為了與朋友介紹的女孩見面出門，結果始終未能找到見面的場所。因為，約會場

所的牌匾是用英語寫的。

這樣的一個人，在某一天參加大學的足球賽時因受傷腳踝碎裂成 13 塊，導致他無法再繼續踢球。絕望的他，很長一段時間都處於彷徨狀態。期間他為了取得駕照去了考場，在那裡他見到了一位女性並瞬間被她迷住了。

一直到那時只知道足球的他，為了給她展示能力，決定挑戰註冊仲介師資格。雖然沒怎麼學習過，但他的體能一點也不輸於別人。從此，從未學習過的他，整天宅在家裡一心學習。

花費 4 個月時間，拿到了註冊仲介師（房產經紀人）資格的他，在學習的過程中接觸到了民法法系（*civil law*），而他意外地發現自己對民法比較感興趣。

為此，開始準備法務師（*legal document assistant*）考試，並在 3 年後成為法務師。在準備法務師考試的過程中，同時學習了司法考試的內容，為成為律師做準備。兩年後通過了司法考試，最終成為第一個足球運動員出身的律師並與女朋友結婚。

當然，因喜歡足球，在 2010 年律師足球大會中獲得了最佳射手王稱號。而且在世界律師足球世界

盃中將韓國隊送進8強（*semi-final*）。

目前他是他是韓國足協的顧問律師。

4.5 成功的形象化（visualization）

形象化，就是把虛構的事物或觀念，化為具體的形象。

人的大腦由左腦和右腦組成。左腦負責理性想法的語言表達能力、邏輯思維等；右腦負責看著某種東西，即觀察的腦或圖像的腦。雖然對右腦稍加訓練可以改變人生，遺憾的是現今的絕大部分教育都側重於左腦的訓練。

美國的體驗派表演方法（*method acting*）非常有名，其中包括培養出 Marlon Brando, Dustin Hoffman, Robert De Niro 等眾多優秀演員的演員工作室（*The Actors Studio*）。

在這裡透過非常特別的方法培訓學生。比如，發給學生很複雜的圖片，讓學生集中精神看完圖片之後，將圖片的特點寫在紙上。所有細微之處都要精密的填寫之後，與原物對照，查看遺漏了多少特點。一直反覆到掌握其中的所有特點之後再跳到下

一張。

　　用這種方式反覆訓練之後，任何東西只要看4～5秒鐘就可以記住所需特點。如何才能在幾秒鐘之內記住所有特點呢？透過訓練把對象物質當做照相一樣印在了頭腦中。一旦集中精神，其他東西就進不了視野中。就像與戀人約會時，除了約會對象對其他毫無關心一樣。這是因為右腦只看對象。

　　剛開始時多少有一點生疏和散漫，但透過漸進和階段性的訓練之後，就會獲得超越凡人的能力，右腦的形象化能力強化的人，在人生的決定性瞬間會發揮出超越他人的能力。

　　根據演藝界記者的得知，目前已成為世界性明星的韓國唱跳男歌手朴軫永（*JYP*）或Psy一開始要成為歌手的時候受到所有人的嘲笑。都認為用那麼寒磣的長相不可能跟高顏值的歌手們競爭。

　　如果他們只是「平凡」的人，將會立即放棄，但他們的右腦能力，即成功時刻的圖像已然刻印在大腦中的人，不會理會周圍的嘲笑和批判聲，最終會成功。

　　因為他們的潛在意識中，生動地再現著自己成功後的樣子。這些人噴發出的強大腦波已經在創造

著誰都無法拒絕的決定性的狀況。

危機（*Crisis*）一詞源於表示「決定性」或「決定性瞬間」的希臘語 Krisis。危機表示兩條路的分岔點。其中的一條路具有更高的可能性。「危機」是狀況更惡化並被消滅或恢復並重生之間的轉換點。所以，所有的危機狀況都有兩條路。

在棒球比賽第9局最後階段仍然積同分，且1，2，3壘都有跑壘員時，這時的投手可能會成為英雄，相反也有可能會成為罪人。此時，不受對方的影響以我為主，發揮主動念力就能成為勝者。

大多數人生贏家都擁有強大的自我形象。強大的自我形象可透過訓練獲得。只要利用右腦活生生的刻畫出形象，就能克服面前的困難。

改變自己的命運取得成功。

4.6　引向成功的強大的信念

宇宙能量雖然是超微粒子，但具有波動的特性。波動是透過共振（*resonance*）傳導能量的。共振是指兩個物體的振動頻率相同或倍數關係時，能量從高能量振動體轉移到低能量振動體的現象。

例如，收音機或電視上的頻道選擇。我們周圍空間存在著很多收音機和電視電波，在調到我們想看或聽的頻道時就會把頻率調到與廣播局相同的頻率上。

以此類推，宇宙中的能量也由共振產生能量的轉移。所以我們可以無限使用宇宙中產生的能量。共振是引入宇宙能量的最基本的手段。

人的顯意識隱藏著潛意識。有趣的是，只要在這個潛意識裡刻畫出一種波動能量，不管其信念是變成富人還是治療疑難病，都能作用於現實世界中。

透過這種原理，人只要樹立特定目標，這個想法就會變成現實。實際上，戰國時期統一了日本的豐臣秀吉是身份卑微的人。從小他就大聲呼喊「我一定要成為城主」，而他的家人都對他嗤之以鼻。父母和兄弟們對這個身份低微其貌不揚的豐臣秀吉的大話，非常擔心和可憐。

但他始終懷抱著能夠做到的信念，並為了夢想比誰都拼搏。在作為平定日本戰國時代的織田信長的牽馬人時，取了既是土豪的女兒，又是美女的杉原寧子，這讓被稱作第六天魔的織田信長非常佩

服。其後他終於統一了亂世。

　　但潛在意識中未確立鞏固的信念，而平時也帶有模糊的雙重想法的人，再怎麼努力也不會成功，即「努力逆轉法則」。

　　結果，只有刻骨銘心地將徹底的覺悟刻印在潛在意識的，才會達到目標，這是宇宙能量法則。

4.7　只要氣的運轉暢通，就能實現一切

　　在精神病醫院的重症患者們一旦發病，四五位成人男子也很難制止。這是因為患者在無意識狀態下可以發出這種巨大的力量。

　　只要發動人的潛在意識，就會瞬間發生平時絕對不能發生的事情。潛在意識的發動，取決於怎樣開發作為氣中心的上中下丹田。

　　從頭頂的百會穴到脛骨、脊椎骨到骨盆的脊椎線叫做中脈。類似脊椎的中脈是在體內起著像中心軸般作用的大經脈。

　　從頭頂上的百會穴引入叫做氣的宇宙能量，再貫通中脈流動到骨盆，同時啟動身體內的各個器官並強化各個丹田。

在韓醫院，如果肝有異常，就針對肝氣脈，胃有異常就針對胃氣脈，如果心臟弱，就針對心臟氣脈開出疏通作用的處方，並在經脈要穴打可疏通各個氣脈的針。

可能大家都有過透過這種方式神奇地緩解疼痛的經歷。如此，體內的氣經八脈暢通時不會有病。但現代生活中很容易因各種公害、壓力和生活困難使經脈變窄。

還有深度堵塞的部位一定會致病。所以，透過MRI（磁振造影）或CT（電腦斷層掃描），超音波檢查無法診斷的患者，往往選擇心理治療。氣功中對這種症狀視為經脈上的問題。

因為，氣經脈、經重視無法用機器檢測到的。在擁有尖端設施的醫院無法治癒的病反而在教會、祈禱院、有名的廟宇或透過氣功修煉、冥想修煉獲得治療的原因也是如此。

4.8 奇蹟是存在的

人只要想著某些事情全心全意地決心時，體內將瞬間發生急劇的變化。

當碰到交通事故或火災等緊急狀況，人就會發揮出超越平時的能力和力量。當問到如何發生這種奇跡時，往往回答「腦子裡只想著要那麼做」。

　　在這裡有必要深思「無任何想法」「無意識地做」等話。無任何想法是指平時潛在的無限意識的挖掘，代替了顯意識。能不能發揮這種無限潛意識，決定這人生的勝敗。

　　很久以前發生在我最親近的朋友身上的事情。有一天，她在她姐姐和姐夫出門期間臨時照看著侄子。但這時家裡進了賊。

　　侄子在另外一間房間睡覺，她一心想著無論如何都要保護侄子。於是與健壯的男性勇敢地進行了搏鬥。不知是從何而來的力氣，她終於把盜賊趕跑。在被盜賊卡住脖子，臉部和眼睛的血管破裂的狀況下保護了睡覺的侄子。

　　如果發生同樣的狀況，有多少人真正勇鬥盜賊呢？除非是電影中的李小龍或李連杰，對於凡人是難以想像的。但我朋友潛意識中的「一定要保護好侄子」的想法激發了她的鬥志，並發揮出了比平時多幾倍的力量。不僅是物理能量，還包括與對方搏鬥的精神狀態。

有趣的是，沒進行任何修煉的普通人，將精神維持在阿爾法波和 θ 波之間的 7.5Hz 之後，接收反覆的暗示或從氣力波動比較大的人身上獲得氣波長，就會直接傳遞到腦部深處。

這種狀態叫做三昧、入定或精神統一，而在花郎心法中叫做入定狀態。

在極為平凡的人在緊急狀況下，透過瞬間集中的力量和在無任何想法的入定狀態下，透過成功形象獲得成功之間的關聯性很大，透過這個可以改變人的命運。

4.9 想的能量

在此前已經提到過地球上的所有生物體記憶體載著生物電流，並形成生物電磁場。科學家稱生物體的各個部分，都會產生固有的電磁波動，小到各個細胞都在相互交流波動能量資訊。

那麼，這種電磁波動在生物體內和體外怎樣與宇宙能量交流呢？西方的心理專家、成功學專家們一直主張的「肯定的想法＝成功」，「否定的想法＝失敗」透過數千本書被無數次的提起。

「肯定的想法＝成功」，「否定的想法＝失敗」幾乎是所有成功學書籍的共同主體。

越是苦難和痛苦的時候，機會越多。宇宙中的所有東西都同時共存陰和陽。所以，作為陰氣的苦難的存在，意味著同時存在著陽的氣運。很多已成功的人都是在最困難的狀況或經濟困擾的時候發揮過他們的真正能力。

問題是心態。雖然不易，但應具備把所有苦難當做祝福。如果存在著希望成功的人必須要具備的秘訣，那肯定把這些困難轉換成幸福的加法心態。

要有「現在是所有事情的開始」的新的覺悟。成功只會跟隨幸福的人。相反，負面思考必然遭遇失敗。即便是命運也沒辦法。踢開找上門的幸福這句話正符合此意。

在這個世界上總是帶著微笑的臉，陽光健康的臉生活也不易，但總是用不耐煩的表情面對周圍的人，絕對不會受到祝福。總以負面思考列出各種藉口和理由，是得不到好結果的。

負面思考的人，是無法在殘酷的社會落腳的。再一次強調的是，在負面思考的社會裡只有失敗。當然，盡了最大努力可能也得不到正面結果。這只

能說明這一充滿競爭的冷酷的現代社會裡，對方付出了比自己更多的努力和熱情。

但正面思考或負面思考產生的現象的最終核心是生物能波動和命運勝敗波動的相互緊密的關聯性。那麼，這些能量波動是怎樣相互作用的呢？成功學書籍的作者們也知道肯定的能量促成成功的事實。但這些能量是怎樣和以什麼樣的作用帶來成功的事實，是無法用科學解釋的。

4.10 帶來幸運的方法

一說到帶來幸運的方法，大家都會豎起耳朵。世上沒有一個人不想獲得成功，只不過不容易而已。人生路上誰都經歷過失敗，事實上，成功的越多，經歷過的失敗也越多。

除了在家裡放置很多幸運竹，還有很多招來成功和幸運的方法。

成功和幸運的核心是能量。嚮往成功的人，只需學會提升能量的方法就能爭取到幸運。缺乏能量就無法獲得事業或愛情。

運氣有一種法則。運氣的法則與原因和結果相

應的因果邏輯法則不同，這是超越因果的超科學的世界法則。超越現代科學的運氣法則才是本質的原理。

結論就是意識的特徵與宇宙的特徵吻合時，人就可以充分發揮和利用自己擁有的力量。意識的特徵存在著連續性的原理。即相同的特徵將繼續反覆的法則，這是運氣的原理。周圍的有些朋友在升職的同時結婚，又拿到大獎。相反，當碰到不好的事情時，會發現禍不單行。

如果想要利用右腦的原理成功，必須關注右腦的使用。右腦中的間腦意識隨著遺傳序列和左腦自然選擇的心理波動特徵變化。人生由間腦意識生成的心理波動決定，這就是命運。即命運是由人決定的後天性結果。

所以，人的命運可以根據後天性的荀澤改變。命運可透過宇宙能量的引入改變。引入宇宙能量的就是右側的間腦，所以，能夠支配間腦就可以改變命運。

宇宙能量是否存在的問題沒有意義。英國的動物學家和人類哲學雷耶亞爾·華生（*Lyall Watson*）在《Lifetide, a Biology of the Unconscious》中闡明確

實存在能夠改變遺傳序列的宇宙能量。

Watson 表示決定人類命運的因子包括遺傳因子和環境因子，除此之外能夠改變遺傳序列的第三因子確實存在，且可透過催眠暗示匯出。

無意識的世界中，存在著比意識世界中，實現的任何治療方法更強大的能量。這是在東方醫學中早已實證的。

4.11 右腦繪製的成功的形象

催眠暗示從想像形象開始。右腦想出的形象誰都能看到。但有些人看不到。

先從內心想像自己成功後的形象。一旦形象化，其被實現的速度就會加快且準確。

形象是由人的感官進入的刺激轉換為電信號，之後被右腦影像化的結果。透過使用圖形，可提升集中力、直觀能力、企劃創造能力和運動能力。

體育選手之間的形象訓練也是必須的。不僅是需要高度集中的射擊、射箭、高爾夫，還是柔道、棒球等所有運動員，都在接收形象訓練。

射擊或射箭選手每天早上都想像著，自己射出

的箭準確地打中表示滿分10分的黑點的情形，這被證明效果非常好。

據運動員所說，形象化順利的時候打靶上的黑色小點突然像足球那麼大，同時周圍變得更亮。這種狀態下的命中率當然很高。

柔道或摔跤運動員也反覆想像自己擊敗對手的情形。除了消除恐懼獲得自信之外，不能忘了透過形象訓練可以指定未來。形象訓練是利用運氣法則的最佳方法之一。

作為運動員開創形象訓練的人，是世界性的美國專業高爾夫選手傑克・尼克勞斯（*Jack Nick-laus*）。他在進行形象訓練之前是非常普通的高爾夫選手。但開始將自己成功揮動成功的情景形象化之後，成為世界最高水準的高爾夫選手。

他是這麼說的，「在我的頭腦中沒有出現完全吻合焦點的清楚的形象之前，即便是練習，我也絕不打球。這就像鮮明的彩色影像。我首先能『看到』一個白球放置在綠色草坪上的情形。然後，那個球飛到正確的位置之後落地。還能看到將這一情形現實化而揮動的我的形象。」

如果在右腦中看到如此情形，所有的事情能將

按照繪製出的形象變為現實。雖然不可思議，但這是事實。

不能理解「右腦形象」的人，可用把它理解成「夢」。有人可能會覺得未來的夢與遺傳因子無關，但事實並非如此，夢是右腦生成的。日本的超心理學家們對右腦的定義是「從祖先開始經過漫長時間反覆記憶的智慧的腦」。

記者、作家、發明家等需要創意的人和需要超越頭腦的靈感的專家，往往將筆具放在床頭睡覺。為了是在碰到實在無法解決的問題時，不想放過非夢似夢的時段。

筆者在冥想時也有把筆具放在旁邊，並在冥想之後把期間想起來的想法記錄下來的習慣。當想起突發奇想時沒有記錄，往往就會忘掉。

4.12 一切唯心造

那麼為了促進右腦的活動應該怎麼做？在精神世界裡右腦和左腦之間因篩檢程式阻擋而無法自由往來。但有時例外，那就是嗎啡起作用的時候。這是孩童熱衷於玩玩具或大人興致勃勃地看著體育比

賽等時候。

　　大家都體驗過在做自己喜歡的事情時，不會覺得疲勞，這是因為自己覺得好的想法被物質化了。對一件事情的喜歡與否決定了結果的好壞。這一瞬間如果有人正在苦惱於選擇怎樣的公司，那麼，我建議你好好想想自己真正想要做的是什麼之後，再進行定奪。

　　如果自己不喜歡，做事效率低，身心疲憊。而且不會被公司認可。可以認為從一開始就與成功的距離甚遠。

　　即便是現在，也要好好想想自己所屬的公司是否是自己想做的事情。如果是萬不得已必須做的狀況，那麼，就要說服自己熱心地做下去。運氣是隨著心情移動的，如果心和身體分離，運氣也不會光顧。

　　無需特殊訓練，將想法簡單物質化的方法，是全神貫注，並把意識集中起來。在不能如願做自己喜歡的事情的現實生活中，讓我們多運用右腦吧。在做一些作業或義務性的自己不大喜歡的事情時，運用此方法。

　　一句話概括起來就是，與自己的興趣無關，首

先忽略對事情的喜歡與否，將自己無條件地投入進去。如此一來，慢慢會覺得事情不是想像的那麼難，並產生稍許的興趣。就像全心投入遊戲中的青少年那樣，聚焦某件事情時腦部會分泌嗎啡。此狀態是類似睡覺時的半睡眠狀態。透過冥想或坐禪獲得的狀態就是這種狀態。

當人對某些事情集中投入時，會產生巨大的能量。投入時人的精神力和體力會變得很強大。在應急狀況下能夠發揮平時不能發揮的超人能力也是如此。

在參加筆者的冥想課程的人中，很多人都會問我，怎樣可以在家也能做產生如此效果的冥想。

這時筆者是怎麼建議的，首先改變對冥想是無聊的想法，一天中哪怕抽出一點時間，將冥想過程視為世上最愉快的瞬間進行修煉。如果是新婚就想著丈夫或夫人，如果有孩子，就想起孩子微小的樣子。被上司稱讚的情形，成功晉級部長、理事、社長的情形也可以。想像身處伴隨小溪的景色優美的叢林中，呼吸新鮮空氣的情形也不錯。盡可能將夢膨脹起來，如果有閒暇，請做一下10分鐘左右。在此期間右腦就會開始啟動。

冥想是將意識提高到更高階層的一種方法。透

氣功大師 揭示如何實現你想要的一切

過冥想提高集中力就可以活出創意性的人生。

　　美國著名的人際關係學大師戴爾‧卡內基（*Dale Carnegie*），新聞工作者拿破崙‧希爾（*Napoleon Hill*）博士，世界著名牧師、演講家諾曼‧文森特‧皮爾（*Norman Vincent Peale*）博士曾說過「想得大一點，想法的大小決定著你們命運」。

　　這種世界的大學者們，模糊預感的精神動力的作用，和研究作用於宇宙的高單位能量體系的尖端物理學相連的部分，另外定義為精神物理學（*Psychophysics*）。精神物理學可以追蹤人類的意志是如何根據能量波動變化、根據其變化宇宙能量怎樣引入，並在現實中起到作用。

　　愛因斯坦之後，物理學者以量子力學的新學問體系並不斷以技術和精神上衝擊著充滿偏見的原有科學體系。透過打破固定觀念尋找實體內所含真實的發祥的轉換，即透過新模式，科學家們證實了所有物質為無法再分離的宇宙基本單元，均具有波動的事實。

　　波動與光一樣都是不能稱為物質的某種狀態。並且科學家們也澄清了這種狀態是一種所謂「心」的特殊宇宙現象的一部分。得益於這種假設，即全息宇宙論、次元論等量子力學，人們開始開發了打

破能源守恆原則的超科學裝置。 其中之一就是名為
「Kenneth R. Shoulders（*experimental physicist and in-
ventor*）之機器」的美國最早以空間能量集成裝置的
名義獲得專利的系統。

除此之外具有與「肩負」（*Shoulders*）的機器
類似運行體系的裝置的數量達數十種。這種裝置的
核心原理，是在現有的電路中增加輸入宇宙能量的
通道將能量擴大1倍甚至1000倍。

Shoulders的機器能夠輸出比輸入能量多30倍的
能量，該裝置的核心在於「放電」。電流在導體中
流動的過程中在導體切斷的部分發生火花放電現象
並暴露在空氣中，此時充滿於該空間的宇宙能量對
火花放電時的高密度電荷震動發生共鳴並被吸入。
放電和空間能量的直接關聯性也可以舉放電現象的
負抗阻來解釋。

下面舉一個焊接使用的電弧（electric arc）的例
子。焊接器在空氣中處於放電狀態時電流抗阻為
負。這個現象在電氣工程中具有很重要的意義，是
指從外部流入除電力線之外的其他能量。

實際特斯拉線圈、WIN–Converter、ENA–motor
等空間能量裝置，以能量集成方式利用火花放電。

氣功大師 揭示如何實現你想要的一切

在「改變命運的強力氣功」篇章中，將解釋這種放電現象如何與思考能量產生的所謂「成功」的人類現象有著密切關聯。

4.13 尼古拉·特斯拉

開發特斯拉線圈的尼古拉·特斯拉（*Nikola Tesla 1856-1943*）是開發宇宙能量引出裝置的先驅人士。特斯拉出生於南斯拉夫的克羅埃西亞的一個塞族家庭。他是與愛迪生同一時代的人物，雖然發揮了天

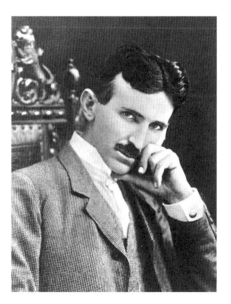

圖18　尼古拉·特斯拉

才的特性但並不是很著名。

　　特斯拉在很多層面上與愛迪生形成對比。愛迪生是努力的類型，特斯拉是天才類型，一般人很少知道特斯拉。

　　愛迪生（*Thomas Alva Edison 1847～1931*）開發新創意時採用的是手握一杯水獨坐進入假睡眠的特殊方法。他試圖用在 α 波或更低的 θ 波狀態下透過創造性的右腦與宇宙意識交互。愛迪生相信心靈感應的存在，數次參加以主張具有千里眼（*X-ray vision*）的伯特瑞茜（*Burt Reese, medium*）為物件的實驗。

　　1920 年愛迪生為了與亡人通信，試圖開發機械

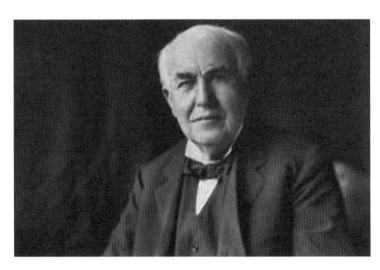

圖19　愛迪生

裝置。當時美國社會對愛迪生的這種行為表現出莫大的震驚。

愛迪生在《科學美國人 Scientific American》的記者採訪中提到「我相信生命如物質是不滅的存在。這個世界一直有一定量的生命，以後這個量也不會變。我們無法創造生命、破壞生命、增加生命。」

很多歷史上的思想家非常關注死亡和死後世界的奧秘，愛迪生也一樣。

愛迪生如同很多思想家一樣，對靈的接觸表現出濃厚的興趣，而且想要利用自己的專業知識打破區分活人和死人的界限。愛迪生想要在這種領域利用自己的科學知識，他嘗試用機械與靈魂通信，但未能成功。最後的瞬間他也認為可以與靈魂通信，但也未能完成裝置。

特斯拉也曾經與愛迪生一起工作，但因兩個人的性格差異未能繼續。目前普及的交流電（AC, Alternative Current）發電機就是特斯拉發明的。小時候他看見山坡上滾下來的雪球逐漸變大，所以他想到了「自然應該充滿著某種能量」。這種想法等他成為大人之後也沒有改變，最終開發了「放大發射機」（Magnifying Transmitter）。

「放大發射機」也是使用特斯拉開發的特斯拉線圈發無線電的裝置。該設備在發無線電的過程中與空間的宇宙能量共振，吸引宇宙能量並放大之後輸出，是劃時代的裝置。

特斯拉當時製作了巨大的特斯拉線圈並進行輸電實驗，結果在距離40公里遠的地方可以收到電流，並成功地亮起二百個50W白熾燈。

但現在我們看不到這個裝置，這並非裝置的原因。而是當時這個裝置的開發資金是由摩根集團（*J. P. Morgan*）贊助的，而且從空間無償引出電在電力產業界是不能存在的。摩根集團也不會繼續為有可能在未來淘汰自身的項目上投入資金。

特斯拉開發的特斯拉線圈（*Tesla Coil*）具有「共振電路（*Resonant circuit*）」和「火花放電（*spark discharge*）」的特殊變壓器（*transformer*），這個共振電路和火花放電起到吸引宇宙能量的作用。

如果說愛迪生是試圖與靈界通信，特斯拉則是嘗試了時間旅行。

據說費城實驗（*Philadelphia experiment*，又稱彩虹計畫）的秘密實驗背後就有特斯拉。美國於1943年10月28日在費城進行的這個實驗，想要將載有

181名乘務員的埃爾德里奇號（*USS Eldridge*）驅逐艦，隔時空移動。類似的針對無生物的實驗也有成功的案例。

「費城實驗」需要巨大的電能量，使用了4個特斯拉線圈的發電機。實驗結果造成多名軍人消失及精神失常，船和乘務員雖然短暫消失後又重現，但已經受到了嚴重的損壞。根據參加該試驗的生存人員的描述，他們出現在其他的區域和時代，並體驗了與現在平行存在的未來。

據瞭解愛因斯坦也與這個實驗有關。雖然特斯拉提議並主導這個實驗，但他考慮到人類可能受到的巨大的痛苦，拒絕將實驗進行到底。

使用特斯拉開發的特斯拉線圈發送無線電的放大發射機原理，也可以適用到氣功。

4.14 放電能量

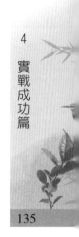

自從尼古拉・特斯拉成功完成引出我們周圍空間未知能量的實驗後，很多科學家也在繼續進行新的嘗試。肯尼斯・舒爾德斯（*Kenneth Shoulders*）也是其中之一，他於1991年申請了「高密度電子放電

空間能源裝置（*Energy conversion using high charge density*）」的美國專利（5018180）。這個裝置的概念為從空間引出能量，是美國最早公開認定的專利。

在發生高密度電子的放電管周圍纏繞線圈後，高密度電子放電時，放電管周圍會有電流感應，此時的電力大放電所消耗電能量的30倍。

Shoulders（肩負）裝置最核心的部分是「放電」。放電現象是指切斷有電流的導線並施加高電源，則原本沒有通電的空氣層因高電壓而發生離子化，產生火花的同時通電的現象。

這個放電現象與空間能量的強烈凝聚現象有密切關係。電流通過導體時，在導體切斷部位產生火花放電並暴露於空氣中，此時充滿於空間的根源能量，因火花放電中的高密度電荷震動，產生共鳴並被吸入。

氣功能力者向他人放射自身氣能量時也一樣。相比接觸身體保持一定距離時效果更好，也是因為同樣的原因。能力者的手（身體）所放射的能量離開手指的瞬間發生放電現象，吸引波長一樣的能量。因此，能適當利用放電現象，可以向對方傳達

比自身能量更強大的能量。

　　放電和空間能量的直接關聯也可以在負抗阻中找到。用於焊接的電弧放電（*electric arc*）其在放電狀態時電流抗阻成為負，這是指有能量從外部流入。特斯拉線圈等空間能量裝置，都以能量集成方式利用火花放電。

4.15 可以改變命運的強大氣功力量

　　如前面多次強調，人體為一種電磁實體，脊椎線（中脈）的電流越多氣功能力越強。

　　而且根據中脈的傳導能力的比例，人體磁場，即生物磁場會變大密度也會增加。

　　Chiang Kanzhen 博士的新理論中，也介紹了找到 A 生物發生的生物磁場傳射到 B 生物，則因 A 波動 B 生物也會發生變化的情形。這裡重要的是人類稱為「心」的特殊的能力。如果心習慣於常規和固定觀念，則只能發揮微不足道的重複能力，如果自己知道無限的可能性一直有新的活力，則能看到偉大的神的力量，這就是人的心。

　　人可以根據自己的意願創造波長。在心象中刻

印自己的意願並將精神的波動能量集中到心象，則我們可以立即打開與宇宙能量的結合通道並啟動偉大的念力波。因此人類可以用與宇宙能量結合的念力波影響生物磁場，改變自己的形象和命運。

命運是指順其流逝無法改變的原則性的能量。所以生為獅子就要以獅子生活，生為兔子就要以兔子生活，這就是所謂的命運。同樣人類的命運實際上也不是可變的，命運如同天刑。但能改變命運的超宇宙能量即為人的心。

下面根據這個原理解釋一下超能力對物質界的作用。

首先，將人體內強大的電磁能量按照「自己希望的波動」進行心象化（形象化）。

第二，從手指尖強烈放射後氣能量在空間引起「放電現象」與自己「希望的波動」發生共振。即吸入大量宇宙波動能量並放大，這就是經常說的「奇蹟」現象。根據這個原理可治療發生疾病的患處，或在物質內封入超念力發生作用。

人體內部能量越強可吸引更多能製造「奇蹟」的空間宇宙能量。這就是透過花郎心法修煉引起變化的核心理論，而且與上述的颱風理論法則一樣，

氣功大師 揭示如何實現你想要的一切

只要成功一次，後續會繼續產生推進力。因此，失敗者通常因對連續失敗的恐懼導致產生負能量，反覆經驗慘澹的失敗經驗。

有強大信念的人能成功，成功過的人能再次成功！而且成功的秘密在於能吸引多少大宇宙力中的成功能量。

人體的頭頂、手指尖、腳趾尖等都是電氣力回路的短路部位。這個短路部位如同電發生火花放電一樣平時個體思考波動力會以磁場形式不斷發生放電現象。該放電現象即為生物電磁場，這個電磁場的波動會不斷感應，並吸引同種宇宙能量。

根據這個法則，信念強大且對事情持肯定態度的人一定成功，得到成就感和幸福感。但擁有相反回路的人再怎麼努力也無法脫離不幸。

蘇聯時期西伯利亞強制收容所內，死去的戰爭俘虜屍體堆成山。在同樣環境下有同樣體力條件的俘虜中，陷入絕望的都死亡，但在這種情況下一直心存希望的俘虜，都生存下來了。

這就說明只要有獲取成就的動機，偉大的念力就會主動改變生物電磁場和狀況。

4.16 精神物理學的結論很簡單

「如果要成功，首先要改變自身內心的波動（*mind waves*）」。馬克斯韋爾・馬茲（*Maxwell Maltz*）博士在其理論中提到首先要轉變內心的覺悟及內心的信念，並堅持21天左右就能改變人生。

但我認為要有這種變化需要約100天。我用量子力學的成功概念，解釋成功學學者和專家們所提到的「肯定的想法帶來成功、否定的想法帶來失敗」的「心的科學性」。

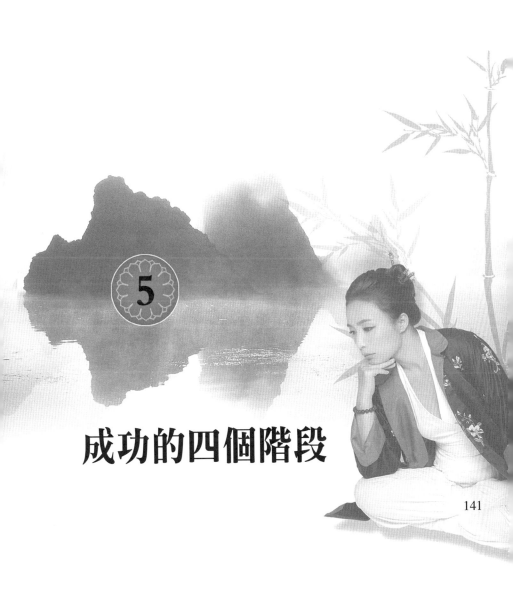

5

成功的四個階段

成功的戰略是正確瞭解自身的優缺點，徹底彌補缺點和最大限度發揮優點。決定性的勝利是最大限度利用自身的優勢獲取的。

　　目前為止的所有成功學教材一般把走向成功的階段分為四個階段。

　　第一階段：堅定的目標意識
　　第二階段：全心全力挑戰
　　第三階段：對失敗的檢討
　　第四階段：持續性

第一階段：堅定的目標意識

（Pin-pointing exactly what you want）

　　我最大的優點是具備了制定目標投入實施並為之而努力的能力。——傑克·尼克勞斯

My ability to concentrate and work toward that goal has been my greatest asset. Jack Nicklaus

　　目標必須要明確和具體，隨時隨地要有一個具體而明確的心中影像，根據需要可以透過放大（*zoom-in*）具體看到內容。具體的「已達成的目標」影像直接滲透到右腦而刻印在意識深層。

透過形象刻印在右腦有意識中的影像，勢必在現實世界實現。

控制論（*Cybernetics*）1946 年由 MIT 的諾伯特・維納（*Norbert Weiner*）教授第一次提出的關於自動調節系統（*self-regulating systems*）的科學理論。

整形科醫生馬克斯韋爾・馬茲（*Dr. Maxwell Maltz*）在 1960 年代在《Psyco-Cybernetics》書中寫到，發現因自我形象而困擾的患者們，透過意志力無法改變新的目標。還有，透過意志力改變自我形象，本身就是將現有的負面形象反覆灌輸於頭腦中的過程，這只能提高失敗的概率。

所以，要把想達到的目標形象化之後引入我們的潛意識，才能保證成功。

例如，想要減肥並擁有好身材時，不要反覆想著「要減肥」的負面現實，而是將已經變化的好身材的形象反覆刻畫在頭腦中。這時因為我們的潛意識是透過形象溝通的。簡單的將我們想要的形象保存在潛意識的行為，本身就已經是向著目標設定好的「自動飛行」模式。

一旦動搖已經樹立的目標，那麼為此目標發動的無意識也會被動搖。為了獲得勝利，已經樹立的

目標每天都要反覆地向右腦灌輸。只要堅定的目標刻畫成形象，可以認為已經成功了一半。

所有的都是波動，我們的想法也是波動。平時所想的事情其波動向外發射時，與其波動共鳴的大宇宙能量就會湧進，並與此一同波動。然後此波動再透過磁力把具有相同波長的波動吸引過來，最終讓目標變成現實。

只是透過這種想法，就可以做到這麼龐大的事情，很難讓人理解。為此再舉一個例子。

美國心理學家 Jeanne Achterberg 在《意像在癒合》（*Imagery in Healing*）中闡述可透過想像調節生理作用。而且也非常具體。例如，「白血球」有很多種類。 Achterberg 博士在一項研究中測試能否透過訓練增加被實驗者體內的特定白血球數量。

她針對一組大學生訓練透過想像增加白血球中數量最多的中性粒細胞（*neutrophil*）方法。另外一組訓練增加更特殊的白血球T細胞的方法。

實驗結果，想像中性粒細胞的組體內的細胞數量明顯增加，但T細胞數量未發生變化，而另外一組中T細胞數量明顯增加，但中性粒細胞數量與之前相同。

氣功大師
揭示如何實現你想要的一切

在這裡學生們根本不知道什麼是中性粒細胞，也沒聽過，更沒看過。但實驗開始後將目標集中於中性粒細胞一種東西之後，在體內數百、數千萬的成分中只有一種細胞產生了變化。

這很準確地證明了，人聚焦於某種想法的重要性。主導性的對我現在「所需的」念想才可以如願，「其他的」不會實現。但大多數人過不了多久都以這個不可能實現的藉口放棄自己剛剛樹立的希望和願望。

但是，一定要記住了！願望的目標堅定時絕不會推翻。向著目標聚集的願望之力，將噴發出現實性推進力最終會成功的。

【 書寫目標時 】

將目標寫在紙上時，推薦使用容易被我們的潛意識記住的特殊顏色的組合。首先使用容易找到的名片大小的黃色的百事貼，在此使用粉色的筆寫字更有效。因為黃色底面上的粉色字體，將超過大腦的常態意識，直接刻印在我們的深層意識中。

隨身帶著自己的座右銘經常反覆讀取，並在心中想像已經成功後的形象。此顏色的組合刻印可加快你的成功步伐，透過心靈之眼，看到的成功形象

必定創造出結果。

第二階段：全心全力地挑戰

　　太陽升起之前的那一段時間最黑暗。之前筆者已經提到，將明確的目標轉換為鮮明形象的瞬間，已經成功了一半。其理由是，在最後階段，即痛苦和等待到達極限，出現了要放棄的衝動時，目標堅定的人，就會發揮出潛意識中的力量。

　　美國的著名游泳運動員弗洛淪斯‧查德威克（*Florence Chadwick*）1952 年 7 月從加利福尼亞海岸西側的加那利群島，嘗試著向與此島距離 26 英里的加利福尼亞游去。她在游泳時有好幾艘快艇跟隨，以防止鯊魚攻擊或受傷。

　　在經過 15 小時的時候開始形成濃霧。她開始懷疑她的能力，所以向乘坐離她最近的快艇上媽媽表達要放棄的意圖。而她的教練和媽媽鼓勵她不要放棄。但被濃霧籠罩著的加利福尼亞海邊，給人一種無邊無際的感覺。

　　再繼續游一小時之後，她終於棄權了。坐在返回的快艇中她知道了此時離終點只剩下 1 英里。後

來她承認了之所以在留下1英里的地方放棄，不是因為體力，而是因濃霧的阻擋，失去了希望和目標。因看不到自己要達到的目標，所以已經游了20英里多的她，放棄了前所未有的成果。

兩個月之後她再一次挑戰。這次也和之前一樣濃霧彌漫。但這次她終於到達了加那利群島。她在游泳的全程都在想著加那利群島海岸線的圖像。之後她兩次游過加那利群島通道。

還有一個例子，美國的長距離游泳運動員格特魯德・埃德爾（*Gertrude Ederle*）第一次游過了英國海峽（*October 23, 1905–November 30, 2003*）。第一次嘗試失敗之後，在她19歲的時候（1926年）重新挑戰。當冒著大浪和風游了一小時的她，感到精疲力盡的時候，她想起了只要成功，她的教練和家人就會給她買的紅色跑車。

想到這兒，得到紅色跑車的慾望就開始燃燒起來。她開始重新游，最終在14小時39分鐘內成為了女性首次游過英國海峽的人。

在這裡我們能夠清楚地悟出成功法四個階段中的第一階段「堅定的目標意識」的威力。

樹立第一階段的目標意識，發揮第二階段的挑

戰意識就能接近勝利。在這裡的全心全力是指所有的體力和心力，心力中還包括意念力。

一個人念力的能量可左右一個人的人生。發出更大念力的人，可戰勝比他的念力低的人。只要強化中脈就可大大提高念力。所以，花郎心法非常重視可改變人生的念力的強化訓練。人生就是念力的戰爭，即大腦能量之間的戰鬥。

《三國演義》中也有類似的故事。

有一年夏天，曹操為討伐張繡帶兵行軍時，因缺水士兵們都口渴難耐，情況很嚴重。如此下去，沒到戰場就會丟掉所有士兵了。此時，曹操想出妙招。他向又累又渴的士兵大喊，只要往前再走一段就有個很大的梅花林，樹上長的梅果又酸又甜肯定能解渴。聽到這句話的士兵嘴裡馬上分泌出口水，頓時不覺得那麼渴了，終於克服了困難，並在不遠處找到了水源。

當前所處的狀況使你想放棄之前，請再一次冷靜地判斷一下，是否處在濃霧中離海岸線 1 英里處，願景就在眼前。

請記住最後再一次發揮無意識中的無限能力，就會在不久的將來到達終點。

第三階段：對失敗的檢討

　　平凡的人和非凡的人之間，出現差距的原因是什麼？差距在於失敗時對失敗原因的分析能力。無論任何失敗，只要能找出正確的原因，並認真準備對策的人，遲早會成為冠軍。

　　社會的成功人士不可能總是能贏。有時候凡人也能贏，但凡人往往是在不知道為什麼贏，決定因素是什麼的狀況下沉浸在喜悅當中忽略掉。

　　成功者中，尤其是冠軍級的人，無論是獲勝的比賽，還是對輸掉的比賽，都會分析出獲勝和失敗的原因，強化優點、克服弱點。而克服弱點的練習可以用恐怖來形容。

　　拿破崙（*Napoleon*）對於騎兵、步兵、炮兵等兵種中，尤其關注炮兵軍團。訓練中對炮兵直接進行指揮。理由是炮兵訓練中，再優秀的士兵也會有誤差，第一次未命中目標時，不會用「失敗」來形容，理由是如果第一次未打中目標時放棄，那麼這會成為永遠的「失敗」。

　　一次誤差，即發生失敗時，應讓人牢記失敗時

要徹底分析原因，這樣在下一次嘗試時一定能成功的道理。

深諳此理的拿破崙鼓勵士兵不要怕挫折，要反覆徹底的練習避免誤差。透過這種訓練培養的炮兵軍團，在全歐洲的征服中屢獲顯赫戰功。

當愛迪生（Edison）發明電燈時記者們問他：「聽說您為了發明電燈經過了1萬次的失敗。」愛迪生回答：「不是1萬次的失敗，而是在造出電燈之前經過了9999次的經驗積累和1次的成功。」

世界性的企業日本本田集團的創始人本田宗一郎，時常強調「成功和失敗看似兩個極端，實際上要把它看做一個」「爬完所有失敗的階梯之後就是成功」「要想成功的人都要一步一個階梯的爬」「如果將成功和失敗看做一個，當失敗的時候就不會沮喪」的信念。

大部分失敗的人都不想回憶輸掉的比賽，因為不想再回望痛苦。但勝負的真正實力來自分析、檢討失敗的積極的態度。

2007年進入世界高爾夫球名人堂的朴世莉選手在訓練生階段，經歷過預選賽階段的淘汰。普通選手遭遇這種落選，通常因羞愧和挫折感不想在賽場

多留一會兒。朴世莉選手也是如此，但因爸爸的命令流著淚水觀看其他選手的比賽。恰恰是這種酸痛的經歷，成為他冷靜檢討自己實力的契機。成為將「再也不想經歷這種慘澹的痛苦」覺悟刻印在心中的機會。

李小龍（*Bruce Lee*）曾說過：「我不怕每次練1萬種腳踢的人。但害怕把一種腳踢練習一萬次的人」。一個人練習一萬次相同腳踢，意味著他克服了腳踢的不足，將腳踢做到完美的程度。

如此，在各個領域登上冠軍的人，不會避諱痛苦的失敗，從失敗找出和學習勝利的核心要素。失敗，它不是終點。它是向著成功進發的堅實的階梯。

第四階段：持續性（執著的再挑戰）
——絕對不放棄

忍耐是成功鑰匙。

世上有很多有才能但沒成功的人。比別人受過更好的教育，但沒能成功的人也很多。擁有特別的勇氣，但沒能成功的人更多。為什麼呢？原因只有一個，忍耐不足。

——喀爾文‧柯立芝

成功的秘訣在於堅定的目標。

樹立不動搖目標的人一定能成功。

成功的人可以用別人向自己扔過來的轉打基礎的人。

成功的路不是險峻的。一心一意可以穿鐵和屈服萬物。

——班傑明‧迪斯雷利（*Benjamin Disraeli*）

馬雲曾在一次講演中說道，與他有交情的比爾蓋茲、扎克伯格、巴菲特、傑克‧威爾許等成功人士的共同點是，對未來的樂觀。他們絕不會對當前所處的狀況吐露不滿或挫折感。

還要果斷放棄所有人都想做的事情，因為所有人都想要的機會，不會輪到自己。還有就是在別人都吐露不滿的地方找尋機會。他自己在開始阿里巴巴的時候，前3年間一分錢都未賺到，他的父母和朋友都說他盲目。能夠讓他堅持到最後的是，對自己的堅信，這就是讓他能與懷著同樣信念的同事奮鬥到底的基石。

班傑明‧迪斯雷利（*Benjamin Disraeli*）是第一個作為猶太人當選英國總理的政治家。曾為選舉國

會議員候選人嘗試過6次，但都落選，但他並沒有氣餒。他堅信「絕望是愚蠢者的結論」，如果相信自己能做到並持續挑戰，機會終究是到來的。

迪斯雷利第7次終於當選。這在當年的英國政界也不常見。

有一次一位長官問他：「為何如此想進國會？進入國會之後打算做什麼？」他答道：「當選總理負責國政。」在旁邊聽到這句話的人們，都露出嘲笑的表情。但這是真實的決心，展現出的是不屈的鬥志。15年後他以四十歲的年紀當選了總理並實現了夢想。如果因為多次落選而放棄的話，就不可能當選總理。

英國作家J. K. Rowling（羅琳）在完成第一個哈利波特系列時，還是個拿著政府補助的單身母親。將經歷著生活困苦和抑鬱症完成的原稿投給12處，但都被拒絕。

1997年好不容易找到願意出版她原稿的出版社時，她收到的訂金只有1500英鎊，最初出版的1000本中的一半被贈予了圖書館。

誰也不知道這個系列書正是轟動全世界的《哈利波特》。《哈利波特》的全系列都被製作成電

影，名列世界上最暢銷小說之列。她也變成了世界上最有影響力的女性之一。

作為成功法四個階段的 1. 堅定的目標意識；2. 全心全力的挑戰；3. 對失敗的檢討；4. 持續性（執著的再挑戰）是相互牽引的協同的綜合關係。讓我們的身體熟悉這 4 個階段，使它們在我們的意識中習慣化和特徵化。

常見病藥膳調養叢書

傳統民俗療法

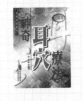

品冠文化出版社

休閒保健叢書

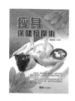

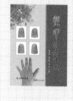

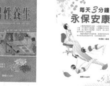

圍棋輕鬆學

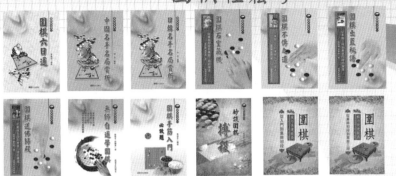

象棋輕鬆學

智力運動

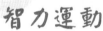

棋藝學堂

太極武術教學光碟

太極功夫扇
五十二式太極扇
演示：李德印 等
(2VCD)中國

夕陽美太極功夫扇
五十六式太極扇
演示：李德印 等
(2VCD)中國

陳氏太極拳及其技擊法
演示：馬虹(10VCD)中國
陳氏太極拳勁道釋秘
拆拳講勁
演示：馬虹(8DVD)中國
推手技巧及功力訓練
演示：馬虹(4VCD)中國

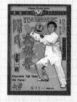
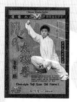

陳氏太極拳新架一路
演示：陳正雷(1DVD)中國
陳氏太極拳新架二路
演示：陳正雷(1DVD)中國
陳氏太極拳老架一路
演示：陳正雷(1DVD)中國

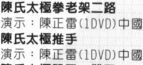

陳氏太極拳老架二路
演示：陳正雷(1DVD)中國
陳氏太極推手
演示：陳正雷(1DVD)中國
陳氏太極單刀‧雙刀
演示：陳正雷(1DVD)中國

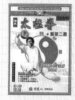

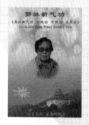

郭林新氣功
(8DVD)中國

本公司還有其他武術光碟
歡迎來電詢問或至網站查詢
電話：02-28236031
網址：www.dah-jaan.com.tw

原版教學光碟

歡迎至本公司購買書籍

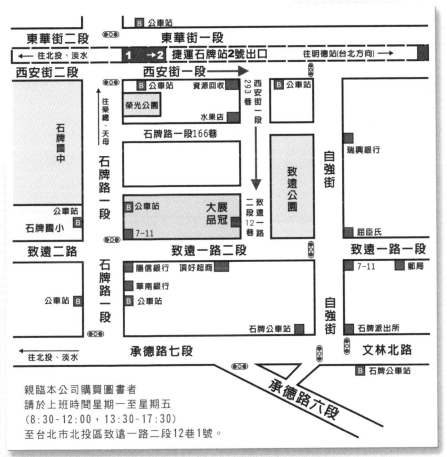

親臨本公司購買圖書者
請於上班時間星期一至星期五
(8:30-12:00,13:30-17:30)
至台北市北投區致遠一路二段12巷1號。

建議路線
1. 搭乘捷運
　　淡水信義線石牌站下車,由月台上二號出口出站,二號出口出站後靠右邊,沿著捷運高架往台北方向走(往明德站方向),其街名為西安街,約80公尺後至西安街一段293巷進入(巷口有一公車站牌,站名為自強街口,勿超過紅綠燈),再步行約200公尺可達本公司,本公司面對致遠公園。

2. 自行開車或騎車
　　由承德路接石牌路,看到陽信銀行右轉,此條即為致遠一路二段,在遇到自強街(紅綠燈)前的巷子左轉,即可看到本公司招牌。

國家圖書館出版品預行編目資料

氣功大師揭示如何實現你想要的一切／許正熙（Maggie J. Huh）著
——初版，——臺北市，品冠文化，2018〔民107．05〕
面；21公分 ——（壽世養生；30）
ISBN 978－986－5734－80－0（平裝）
1.氣功
413.94　　　　　　　　　　　　　　　　　107003527

氣功大師揭示如何實現你想要的一切

著　　　者／許正熙（Maggie J. Huh）
執行編輯／喬琛銘
發 行 人／蔡孟甫
出 版 者／品冠文化出版社
社　　　址／台北市北投區（石牌）致遠一路2段12巷1號
電　　　話／（02）28233123・28236031・28236033
傳　　　眞／（02）28272069
郵政劃撥／19346241
網　　　址／www.dah-jaan.com.tw
E－mail／service@dah-jaan.com.tw
承 印 者／傳興印刷有限公司
裝　　　訂／眾友企業公司
排 版 者／弘益電腦排版有限公司
初版1刷／2018年（民107）5月

定 價／220元

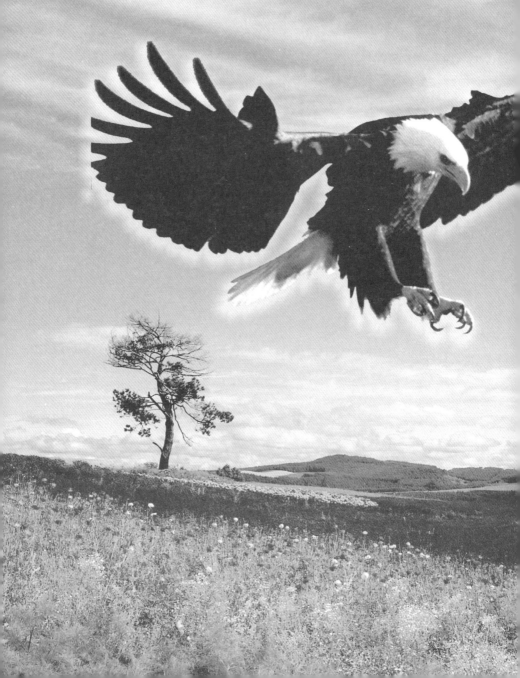

大展好書　好書大展
品嘗好書　冠群可期

大展好書　好書大展
品嘗好書　冠群可期